教科書だけではわからない解決法、教えます

心エコー
臨床のギモン厳選 ㊿

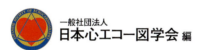
一般社団法人
日本心エコー図学会 編

メディカ出版

監修のことば

　子どもは、なぜ？　なぜ？　どうして？　と周囲に聞きながら大人になります。大人になったら疑問はなくなるかというと、決してそうではありません。むしろ世界が広がれば広がるほど疑問は多くなっていきます。しかし、大多数の大人は「自分には直接関係ないし、まぁいいか」で済ませます。心エコー図検査に携わっている先生方も、日常臨床のなかできっとたくさんの疑問をお持ちではないでしょうか。「まぁいいか」で済ませたいところですが、自分に関係あることですし、患者さんの診断にかかわることともなればちゃんと知りたいところです。しかし、それを教えてくれる指導者の先生が必ずしも周りにおられるとは限りません。日本心エコー図学会の会員の方は学会のホームページのQ＆Aコーナーで聞いてみるという手もありますが、非会員の方はそうもいきません。なんとなくもやもやした気分を抱えながら検査を続けておられる方も多いのではないかと想像します。

　さて、日本心エコー図学会ホームページのQ＆Aコーナーは大変よくできていて、読むと勉強になります。日々いろいろなご質問をいただき、やはりこのようなコーナーはニーズがあるのだということを感じます。日本心エコー図学会理事長を拝命して最初に考えたのは、このQ＆Aコーナーを書籍の形にできないかということでした。とはいえ、既存のものを単に印刷して出版するだけでは芸がありません。そこで、広報委員会委員長の泉　知里先生にお願いし、広報委員会の先生方とともに新たに作っていただいたのがこの『心エコー臨床のギモン厳選50』です。執筆者の先生方は経験豊富なエキスパートばかりで、おかげで大変読み応えのあるすばらしい本ができました。WEBで動画も見ることができます。手にとってご覧になれば、きっと皆さんの知りたかった疑問への回答を見つけられるのではないでしょうか。

　最後に、たいへんなご尽力をいただいた広報委員会の先生方に感謝申し上げるとともに、この本が少しでも皆さんの疑問解消に役立つことを願っています。

2017年3月

一般社団法人日本心エコー図学会 理事長　中谷 敏

編集のことば

　日々の検査のなかで、ちょっとしたことにギモンを感じることは誰にでもあると思います。周りに聞ける人もなく、成書を調べても自分が知りたいことがなかなか見つからず、ギモンをずっと抱えたままの人も多いのではないでしょうか？

　日本心エコー図学会では、心エコー図検査にかかわるすべての人のレベルアップを目指し、このようなギモンに答える役割を果たしたいと考えてきました。ホームページ上のＱ＆Ａコーナーもそのひとつですが、「今さらこんなこと訊いても…」と、投稿するのも敷居が高いようです。そこで、広報委員会の委員が、みなさんが普段の診療のなかでこんなギモンを持っておられるんじゃないかと感じたこと、または自分たち自身が少しギモンに思っていたけれどほったらかしていたことなどを出し合い、みんなで一冊の本にまとめました。みなさんにも共感してもらえるようなギモンが含まれているのではないでしょうか？

　この本が、みなさんのギモンに少しでも答えることができ、スッキリした気持ちになっていただくことができれば、こんなに嬉しいことはありません。もっとこんなことも知りたい、あんなことも取り上げてほしい、というようなことがあれば、ぜひ意見をいただければと思います。

　最後に、本書発刊を発案していただいた日本心エコー図学会中谷敏理事長、本書の発刊を第28回日本心エコー図学会学術集会に間に合わせるために、かなりハードなタイムスケジュールのなかで原稿を書き上げてくれた広報委員の先生方、そしてなかなか原稿が書き上がらない先生方のお尻を叩き、企画から刊行まで多大なるご尽力をいただきましたメディカ出版編集室の鈴木陽子さんに心より感謝いたします。

2017年3月

一般社団法人日本心エコー図学会 広報委員会 委員長　泉 知里

CONTENTS

- 監修のことば ... ii
- 編集のことば ... iii
- キーワードINDEX ... viii
- 監修・編集・執筆者一覧 ... xi
- WEB動画の視聴方法 ... xii

第1章 心機能・計測・心不全

ギモン01 傍胸骨左縁長軸像で計測したLV径と心尖部長軸像で計測したLV径では、心尖部長軸像で計測したLV径のほうが小さくなるように思います。本当でしょうか？ 本当だとすればどうしてですか？ ... 2

ギモン02 PWやCWで流速を計測する際、どうしてもビームと血流が平行になる断面を得られない場合があります。角度補正をしていいですか？ その際に気をつけることがあれば教えてください。 ... 5

ギモン03 左室流入血流速波形から得られるL波について教えてください。どうしてできるのですか？ どんな臨床的意義があるのですか？ ... 8

ギモン04 三尖弁逆流（TR）に簡易ベルヌーイの式をあてはめて、右室収縮期圧を推定しましたが、カテーテルでの値と大きく乖離していることがまれにあります。どのような場合に注意が必要でしょうか？ ... 11

ギモン05 ドプラエコー法による、肺血管抵抗の推定方法を教えてください。実臨床ではどんなときに使えばいいですか？ ... 15

ギモン06 下大静脈径はどのように計測すればいいですか？ 右房圧はどの程度正確に評価できるのでしょう？ 慢性肺疾患を合併する症例や、人工呼吸器の症例でも使えますか？ ... 18

ギモン07 僧帽弁輪移動速度を計測する際の注意点はなんですか？ サンプルボリュームの大きさや置く場所についても教えてください。 ... 22

ギモン08 E/e'に影響を与える因子を教えてください。心拍数の影響を受けるのでしょうか？ また、どんな症例に使えてどんな症例に使えないのでしょうか？ ... 25

ギモン09 拡張能評価のための指標はたくさんありますが、日常臨床で何を使えばいいのでしょうか？ 複数の指標の結果に矛盾があった場合はどうすればいいですか？ ... 27

ギモン10 左室流入血流速波形を評価する際、左房機能が正常であることが前提だと理解しています。高齢者でA波が低いとき、左房圧が高いいわゆる偽正常化なのか、心房機能の低下によるのか、どのように鑑別すればいいですか？ ... 30

ギモン11 右室機能の評価には何を計測すればいいですか？ 指標がたくさんありますが、どのように使い分けているのですか？ ... 33

ギモン 12	高齢者で拡張障害がありながら、HFpEFになる人とならない人の違いはなんですか?	36
ギモン 13	房室ブロックの症例でみられる拡張期房室弁逆流の機序と、その意義を教えてください。また、房室ブロック以外でもみられますか?	39
ギモン 14	心臓再同期療法(CRT)前後に行う、dyssynchronyの評価法について教えてください。たくさんの指標が報告されていますが、現在そのなかで、どの指標が一般的でしょうか? 最低限評価しておくべき指標を教えてください。	41
ギモン 15	【IABP・PCPS下の心エコー評価】 経皮的心肺補助装置や大動脈バルーンポンピングが挿入されている症例では、どのようにして心機能を評価すればいいでしょうか?	45

第2章 | 弁膜症

ギモン 16	大動脈弁にひも状のエコーが付着している例があります。これはなんですか? 鑑別診断についても教えてください。	52
ギモン 17	大動脈二尖弁の診断について教えてください。典型例はいいのですが、三尖で一部の交連が硬化変性して癒合しているのか、その部分がrapheなのかの判断はどのようにすればいいでしょうか?	55
ギモン 18	大動脈二尖弁例で、トレースで得られた弁口面積と、連続の式で得られた弁口面積が食い違うことがあります。二尖弁の重症度評価に際して、注意すべきことを教えてください。	57
ギモン 19	pressure recoveryってなんですか? 臨床上、問題となることはありますか? どのように評価すればいいですか?	59
ギモン 20	弁置換術後例で、弁近辺にキラキラした粒状のエコーがみられることがあります。これはなんですか? 鑑別診断、病的意義についても教えてください。	63
ギモン 21	僧帽弁置換術後の僧帽弁逆流の評価方法を教えてください。	64
ギモン 22	「prolapse」「flail leaflet」「billowing」「Barlow」など変性僧帽弁閉鎖不全例では多数の用語があり混乱します。これらの定義、典型的な所見などを教えてください。	68
ギモン 23	僧帽弁通過血流速の圧半減時間(PHT)を計測する際の注意点を教えてください。PWとCWのどちらで計測するべきでしょうか?	73
ギモン 24	非リウマチ性MSってどんな疾患ですか? 評価する際に、リウマチ性MSと異なる部分はありますか?	77
ギモン 25	僧帽弁弁尖の長さや弁輪径、tenting areaやcoaptation lengthなど、僧帽弁に関する計測の方法や基準値などについて教えてください。	80

ギモン 26	乾酪様僧帽弁輪石灰化とはなんですか？どのようにして形成され、エコーではどのようにみえますか？臨床的な意義はありますか？	83
ギモン 27	三尖弁輪径の計測方法と注意すべき点を教えてください。三尖弁の形態を考えると多断面から計測したほうがいいのでしょうか？	86
ギモン 28	疣腫の有無の判断に迷うことがあります。鑑別診断、その方法などについて教えてください。	89
ギモン 29	大動脈炎症候群で大動脈弁逆流が生じる機序を教えてください。また大動脈炎症候群でみられるその他の心エコー図所見についても教えてください。	92

第3章　心筋・心膜疾患

ギモン 30	S字状中隔の定義や評価方法や注意すべき点について教えてください。臨床的な意義はありますか？	96
ギモン 31	HCMの心室中隔壁厚計測はどこで行えばいいのですか？右室側をどこまで含めるのか、通常の中隔の計測部位でよいのか、最も肥厚した部位を計測するのか、基部のみが丸く突出したようになっている場合どのように計測するかなど、教えてください。	99
ギモン 32	左室肥大の評価方法について教えてください。お勧めの指標はなんですか？高血圧や大動脈弁狭窄症などの左室肥大は治療により改善しますか？改善にはどの程度の時間がかかるのでしょうか？	104
ギモン 33	緻密化障害はどのように診断するのですか？通常のDCMでも肉柱が目立つ症例があるように思いますが、どう違うのでしょうか？緻密化障害を分けて診断しないといけない理由を教えてください。	106
ギモン 34	心房中隔が厚い場合、鑑別すべき疾患を教えてください。心房壁はどの部分をどのように計測すればいいのでしょうか？	110
ギモン 35	心室瘤と心室憩室の鑑別方法を教えてください。	115
ギモン 36	心嚢液の量を評価する際の、計測方法、重症度の基準などについて教えてください。	118
ギモン 37	収縮性心膜炎例で、心膜の肥厚や石灰化はエコーでどう評価するのでしょうか？	121
ギモン 38	収縮性心膜炎で左室流入血流速波形の呼吸性変動を見るとき、呼吸によりサンプルボリュームがずれてしまうことがあります。どのような状態で呼吸性変動を評価すればいいのでしょうか？心房細動ではどのように評価すればいいですか？	123

COLUMN | I'm all ears. | 126

第4章 先天性・塞栓症・その他

ギモン 39 VSD症例で、欠損孔通過血流速度と収縮期血圧から右室圧を推定しようとしたのですが、TRの流速からの右室圧と一致しません。どのような原因が考えられますか？ VSDの流速にベルヌーイの式をあてはめてよいですか？ … 128

ギモン 40 ドプラ法を用いたQp/Qs計測のピットフォールや、正確に計測する方法を教えてください。また、計測した値が妥当かどうか評価する方法はあるのでしょうか？ … 131

ギモン 41 静脈洞型ASDや冠静脈洞型ASDを見落とさないコツを教えてください。 … 134

ギモン 42 ファロー四徴症（TOF）術後に、肺動脈弁逆流（PR）がみられる症例を多く経験します。なぜファロー四徴症の術後には肺動脈弁逆流が生じるのですか？ 肺動脈弁逆流の重症度評価方法を教えてください。定量化する方法はありますか？ … 137

ギモン 43 心房細動例にみられるもやもやエコーの意義、重症度分類について教えてください。 … 140

ギモン 44 左心耳形態の分類について教えてください。左心耳形態を評価する意義はありますか？ … 142

ギモン 45 点滴中の患者さんで右心系に輝度の高い粒状エコーがみられることがあります。このエコーはなぜ生じるのでしょうか？ このエコーは点滴している人すべてにみられるわけではありません。どういう場合にみられるのでしょうか？ 病的意義はあるのでしょうか？ … 144

ギモン 46 奇異性塞栓症を疑う際のコントラストエコーについての質問です。注入部位は左上肢、右上肢、下肢どこからがいいのでしょうか？ 卵円孔開存と肺動静脈瘻との鑑別方法はどうするのでしょうか？ また、きれいなコントラスト剤の作り方も教えてください。 … 146

ギモン 47 心房中隔瘤の定義と計測方法を教えてください。心房中隔瘤の症例は、脳梗塞の発症率が高いと聞きますが、なぜですか？ … 149

ギモン 48 心房細動アブレーション後のフォローアップ目的の心エコー図検査で、観察すべきことはなんでしょうか？ 心房中隔にアブレーション時の心房中隔穿刺による血流シグナルがみられるのですが、この意義と自然閉鎖の可能性について教えてください。自然閉鎖するとすればどのくらい時間が必要でしょうか？ … 153

ギモン 49 大動脈壁にみえるエコーを、壁在血栓なのか、プラークなのか、鑑別することは可能ですか？ … 157

ギモン 50 スクリーニング検査で、大動脈プラークを見つけるにはどうすればいいですか？ アプローチの方法を教えてください。 … 160

COLUMN 書を捨てずに町へ出よう … 163

キーワード INDEX

欧文

キーワード	ギモン	ページ
ASD	40	P131
Barlow	22	P68
billowing	22	P68
calcifiedamorphous tumor	26	P84
CAT	26	P84
coaptation length	25	P80
CRT	14	P41
dyssynchronyの評価法	14	P41
E/e'	08	P25
frail leaflet	22	P68
HCM	31	P99
HFpEF	12	P36
hypertrophic cardiomyopathy	31	P99
IABP	15	P45
L'波	03	P10
L波	03	P8
MAC	24	P77
MS	23	P73
	24	P77
MVA	23	P73
Mモード法	37	P121
PCPS	15	P45
PDA	40	P131
PHT	23	P73
PHT法	24	P77
PR	42	P137
pressure half time	23	P73
pressure recovery	19	P59
prolapse	22	P68
Qp/Qs	40	P131
raphe	17	P55
S字状中隔	30	P96
tenting area	25	P80
TOF術後	42	P137
TR	39	P128
VSD	39	P128
	40	P131

あ行

右室機能	11	P33
右室収縮期圧	04	P11
右房圧	06	P18

か行

開口幅	02	P7
ガイドライン	09	P27
拡張期房室弁逆流	13	P39
角度補正値	02	P5
下大静脈径	06	P18
簡易ベルヌーイの式	04	P11
簡易ベルヌーイ法	39	P129
冠静脈洞型ASD	41	P134
乾酪様僧帽弁輪石灰化	26	P83
奇異性塞栓症	46	P146
偽正常化	10	P30
機能性僧帽弁閉鎖不全症	25	P80
キャビテーション気泡	20	P63
距離分解能	01	P2
経皮的心肺補助装置	15	P45
コントラストエコー	46	P146

さ行

左室拡張能	09	P27
左室径計測	01	P3
	31	P99
左室充満圧	08	P25
左室肥大	32	P104

左心耳形態	44	P142
左房機能	10	P30
三尖弁輪	27	P86
収縮性心膜炎	37	P121
	38	P123
静脈洞型ASD	41	P134
心腔計測	31	P99
心室憩室	35	P115
心室中隔壁厚	31	P99
心室瘤	35	P115
心臓再同期療法	14	P41
心臓人工弁	20	P63
心臓内腫瘤	26	P83
心タンポナーデ	36	P118
心嚢液	36	P118
心拍数	08	P25
心房細動アブレーション後	48	P153
心房中隔脂肪性肥大	34	P110
心房中隔肥厚	34	P110
心房中隔瘤	47	P149
心膜液	36	P118
僧帽弁狭窄症	23	P73
	24	P77
僧帽弁口面積	23	P73
僧帽弁置換術	21	P64
僧帽弁閉鎖不全	22	P68
僧帽弁弁輪径	25	P81
僧帽弁輪移動速度	7	P22
僧帽弁輪石灰化	24	P77

た行

大動脈炎症候群	29	P92
大動脈二尖弁	17	P55
	18	P57
大動脈バルーンポンピング	15	P45

大動脈プラーク	50	P160
高安動脈炎	29	P92
緻密化障害	33	P106
ドプラ入射角度	02	P5

な行

乳頭状線維弾性腫	16	P52

は行

肺血管抵抗	05	P15
肺動脈弁逆流の重症度評価方法	42	P137
パンヌス	21	P65
肥大型心筋症	31	P99
ファロー四徴症術後	42	P137
プラーク	49	P157
プローブ開口幅	02	P7
壁在血栓	49	P157
弁置換術後	20	P63
方位分解能	01	P2
房室ブロック	13	P39

ま行

もやもやエコー	43	P140

や行

疣贅	28	P89

ら行

卵円孔開存	46	P146
ランブル疣贅	16	P52
粒状エコー	45	P144

【ギモンレベル】

　本書の各ギモン番号の下に、内容の難易度を3段階で示しています。初心者の方は易しいギモンから読んでみたり、基礎的な部分はすでにしっかりわかっている方は難しいギモン内容を確認してみたり、「ギモンレベル」をご活用ください。

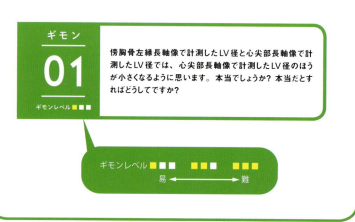

監修・編集・執筆者一覧

監修

一般社団法人日本心エコー図学会 理事長
中谷 敏　　大阪大学医学部保健学科
　　　　　　↪COLUMN執筆

編集

一般社団法人日本心エコー図学会（広報委員会 委員長　泉 知里）

執筆者（50音順）

一般社団法人日本心エコー図学会 広報委員会委員

飯野貴子　　秋田大学大学院 医学系研究科循環器内科学・
　　　　　　呼吸器内科学 ↪ギモン21・25・29・35・36

泉 知里　　天理よろづ相談所病院 救急診療部/循環器内科
　　　　　　↪ギモン19・27・46・50

麻植浩樹　　桜橋渡辺病院 循環器内科 ↪ギモン15・22・47・48

大西哲存　　兵庫県立姫路循環器病センター 循環器内科
　　　　　　↪ギモン14・17・18・20・32

楠瀬賢也　　徳島大学病院 循環器内科・超音波センター ↪ギモン4・5

小板橋俊美　北里大学医学部循環器内科学 ↪ギモン33・34・43〜45

小谷敦志　　近畿大学医学部奈良病院 臨床検査部
　　　　　　↪ギモン1〜3・23・31

瀧聞浄宏　　長野県立こども病院 循環器小児科 ↪ギモン39〜42

平田久美子　大阪教育大学 教育学部養護教育講座臨床医科学
　　　　　　↪ギモン7・10〜12・16・30

山田博胤　　徳島大学病院 循環器内科・超音波センター
　　　　　　↪ギモン4・5・28・38・49

和田靖明　　山口大学医学部附属病院 検査部
　　　　　　↪ギモン6・8・9・13・24・26・37

xi

▶ WEB動画の視聴方法

WEBサイトで各項目に関連したエコー動画が視聴できます。
PC（Windows / Mac）、iPad / iPhone、Android端末からご覧いただけます。

①メディカ出版ホームページにアクセスしてください。
　http://www.medica.co.jp/

②ログインします。
　※メディカパスポートを取得されていない方は、「はじめての方へ / 新規登録」（登録無料）からお進みください。

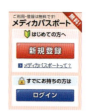

③『心エコー臨床のギモン厳選50』の紹介ページ（**http://www.medica.co.jp/catalog/book/6821**）を開き、下記のバナーをクリックします（URLを入力していただくか、キーワード検索で商品名を検索し、本書紹介ページを開いてください）。

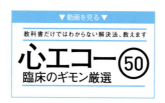

④「動画ライブラリ」ページに移動します。見たい動画の「ロック解除キー入力」ボタンを押すと、ロック解除キーの入力画面が出ます。
　下の銀色の部分を削ると、ロック解除キーが出てきます。入力画面にロック解除キーを入力して、送信ボタンを押してください。本書の動画コンテンツのロックが解除されます（ロック解除キーボタンはログイン時のみ表示されます）。

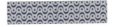
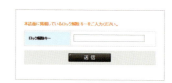

＊なお、WEBサイトのロック解除キーは本書発行日（最新のもの）より3年間有効です。
　有効期間終了後、本サービスは読者に通知なく休止もしくは廃止する場合があります。

第 1 章

心機能・計測・心不全

ギモン 01

傍胸骨左縁長軸像で計測したLV径と心尖部長軸像で計測したLV径では、心尖部長軸像で計測したLV径のほうが小さくなるように思います。本当でしょうか？本当だとすればどうしてですか？

ギモンレベル ■■■

Bモードの画像解像度は深度方向と横方向で異なる

　B（Brightness）モードと呼ばれる超音波断層法は、振動子から発射されるパルス信号により画像化されますが、1フレームの画像の解像度（分解能）は、深度方向と横方向で異なることを知っておく必要があります。

　深度方向の画像解像度は、==距離分解能==により規定されます。距離分解能とは、深度方向（超音波ビーム方向）に並んだ2点を識別する能力のことで、パルス幅が狭いほど距離分解能が高くなります。パルス幅は波数と波長を乗じたものであり、プローブ周波数と波数で決まります。よって、波数が少ないほどパルス幅は狭くなります。波数を少なくするのは装置の性能に起因します。

　一方、横方向の画像解像度は、==方位分解能==により規定されます。方位分解能とは横方向（超音波ビーム方向と直角方向）に並んだ2点を識別する能力のことで、これには超音波ビーム幅（走査線密度）により規定され、超音波ビーム幅が狭いほど方位分解能が高くなります。超音波ビーム幅は、超音波ビームを発射する開口幅が広く、プローブ周波数が高いほど収束し狭くなります。さらに、1フレームの画像を構築する際、単位時間あたりの超音波ビーム数が多いほうが方位分解能の高い画像が得られますが、時間分解能（フレームレート）が低下するため、超音波ビーム数を増やすのには限界があります。

　このように、距離分解能と方位分解能には原理的に大きく異なり、距離分解能（深度方向）に比べ方位分解能（横方向）の精度は劣ります。したがって、心尖部アプローチからの左室長軸断面で計測する左室径は、画面上では横方向の計測となり、画面上で縦方向に計測される傍

胸骨左縁アプローチによる左室長軸断面に比べると不正確となります。

傍胸骨左縁アプローチより心尖部アプローチによる左室径計測値が小さいのはなぜか?

　傍胸骨左縁アプローチに比べ心尖部アプローチによる<mark>左室径計測</mark>値が小さくなる傾向がある理由は、下記の2つが考えられます。その1つは、本来計測すべき左室内径は緻密筋層間の距離ですが、緻密筋層と肉柱や仮性腱索などの境界が心尖部アプローチでは不鮮明となり、より内側を計測してしまうこと。もう1つは、心筋線維は心内膜側ではほぼ縦走しているため、傍胸骨左縁アプローチでは心腔内の内膜境界が明瞭に反射して認識できるのに対し、心尖部アプローチでは心筋線維走行と超音波ビームが平行となり、心腔の内膜境界が不明瞭となることが理由であると思われます。

　断層法による心腔の距離計測は、エコー像の輪郭の内側と内側

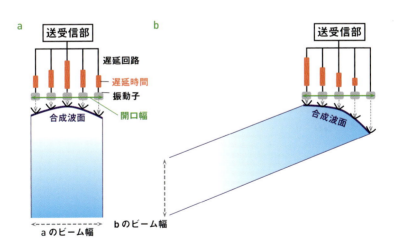

図1　送受信開口幅と超音波ビーム幅の模式図
振動子の遅延回路により、合成波面を形成し超音波ビームを送受信している。
a:隣り合う振動子群が真っ直ぐ超音波ビームを送受信している。開口幅＝ビーム幅
b:左右の送受信時間を大きく変えることで、超音波ビームを偏向させ斜めに送受信している。
　開口幅＞ビーム幅
開口幅がa＞bとなるため、aよりも焦点が絞れず受信感度が低下する。

（trailing edge to leading edge）で計測することが基本です。距離分解能を意識した断層像による左室内腔の距離計測は、傍胸骨左室長軸断面の描出において左室内腔の最大短径を描出し、超音波ビームが心室中隔壁と左室後壁に垂直に入射される断面となるよう心掛けることが大切です。

> **ギモンのもう一歩先へのアドバイス**
>
> ## プローブの送受信開口幅と超音波ビーム幅の関係
>
> 　超音波ビーム幅は開口幅によって収束されますが、開口幅は隣り合ういくつかの振動子群により構成されます。開口幅が広いとビームを収束しやすくなります。扇状に走査するセクタ型プローブは、この振動子群それぞれが時間的な遅延をかけ送受信タイミングを調節し画像を構築しています（図1）。開口幅から時間的に遅延をかけて合成された超音波の合成波面は、レンズ状になりビームを収束し焦点を決めます。この際、セクタ型プローブの扇状の視野の両端では、超音波ビームを大きく偏向させる必要があります。偏向角が大きくなる両端では、偏向角が最小となる扇状の視野の中央付近よりも、焦点からみた開口幅が狭くなるため超音波ビーム幅が収束しにくくなり感度が低下し、焦点が絞れず方位分解能が低下することになります（図1）。

引用・参考文献
1）日本超音波検査学会. 超音波基礎技術テキスト. 超音波検査技術 特別号. 37, 2012.

（小谷敦志）

ギモン 02

PWやCWで流速を計測する際、どうしてもビームと血流が平行になる断面を得られない場合があります。角度補正をしていいですか？ その際に気をつけることがあれば教えてください。

ギモンレベル ■■■

ドプラ法による最大血流速度の計測は、以下により規定されています。

> $V = C \cdot fd / 2\cos\theta\, fo$
> V：血流速度（m/sec）、C：媒質内の音速（m/sec）、
> fd：ドプラ偏位周波数（Hz）、fo：送信周波数（Hz）、
> θ：超音波ビームと血流方向のなす角度（ドプラ入射角度）

この式では、$\theta = 0°$で$\cos\theta = 1$を基本としており、これは超音波ビームと血流方向が平行であることを意味します。超音波ビームと血流方向のなす角度（ドプラ入射角度）が大きくなる（平行でなくなる）と、最大血流速度は過小評価することが知られています（図2-1）。このため、超音波装置には角度補正機能が備わっています。ただし、角度補正を行う場合には注意が必要です。

角度補正のずれがもたらす誤差

図2-2aは、角度補正を行う際、実際の角度補正値よりもドプラ入射角度が1°ずれていた場合の速度換算誤差率です。例えば、角度補正値を60°に設定しドプラ計測を行った場合において、仮にドプラ入射

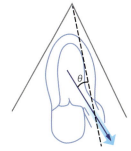

角度	0	10	20	30	45	60
cosθ	1.0	0.98	0.93	0.86	0.70	0.50
速度誤差（%）	0	2	7	14	30	50

図2-1 超音波ビームと血流方向のなす角度（ドプラ入射角度）において角度補正しない場合の血流速度誤差（過小評価）

角度が1°ずれているだけで、最大血流速度として3%の誤差が生じることになります。最大の盲点は、ドプラ入射角度の角度補正が1°ずれているか否かは、目視で判断できないという点にあります。角度補正値が大きくなればなるほど、見えない誤差が増し、60°を越えたところで急激に大きな誤差となることからうかがえるように、ドプラ入射角度補正は可能な限り小さくすることが大切です。さらに、図2-2bは角度補正を行う際、実際の角度補正値よりもドプラ入射角度が5°ずれていた場合の速度換算誤差率です。ドプラ入射角度の角度補正値を60°に設定しドプラ計測を行った場合、ドプラ入射角度が5°ずれていると誤差は15%となります。描出不良例で血流方向が明確でない場合では、このドプラ入射角度5°のずれも認識できない可能性があり、角度補正値が大きくなる場合には注意が必要です。

角度補正を用いず、アプローチを工夫

心臓は立体的であり、心腔内を流れる血流も3次元的に流れています。このため、2次元断層像で血流と角度を正確に補正することは困難です。したがって、心エコーでは角度補正を行わず、異なるアプローチを試みて複数の断面から超音波ビームと血流方向が平行となる断面を描出しドプラ計測を行うことが求められます。超音波ビームと血流

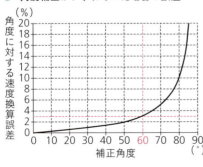
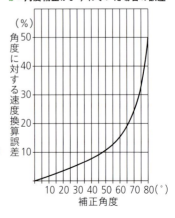

図2-2 ドプラ入射角度の角度補正誤差

方向の角度補正値が20°以下だと速度換算誤差率は7%以内となり(図2-1)、角度補正の有無にかかわらず許容範囲とされます。ドプラ入射角度補正値が20°以上となる場合には、アプローチを変更し20°未満となる断面設定を心掛けることが望まれます。

> **ギモンのもう一歩先へのアドバイス**
>
> ### プローブ開口幅内の送受信による角度補正誤差
>
> プローブは1点でビームを送受信しているわけではなく、実際には開口幅(隣り合ういくつかの振動子群)により送受信を行っています(図2-3)。そのため、最大血流速度を計測する場合、開口幅端部Aにおける入射角($\theta-\alpha$)での流速はV_Aとなり入射角($\theta-\alpha$)で角度補正すべきですが、手動による角度補正を行う際、超音波装置では開口幅中央部Bと血流のなす角度(θ)を補正値として採用するため、実際よりも角度補正が強く行われることとなり最大血流速度が過大評価される点を覚えておく必要があります。このためにも、高速血流を評価することの多い心エコーにおいては、ドプラ入射角度補正は用いないことが懸命です。

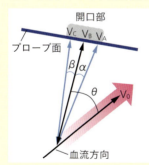

$$V_A = V_0 \times \frac{\cos(\theta-\alpha)}{\cos\theta} > V_0$$

$$V_B = V_0$$

$$V_C = V_0 \times \frac{\cos(\theta+\beta)}{\cos\theta} < V_0$$

θ:開口部中央から発射される超音波ビームの入射角度
開口幅中央部V_Bにおける入射角であり、実際に装置内で角度補正の対象となる角度
α、β:開口部両端から発射される超音波ビームの入射角度

図2-3 プローブ開口幅内の送受信による角度補正誤差
装置内ではプローブ中央の開口幅であるθについて角度補正を行うため、αでは過大評価、βでは過小評価となる。したがって、血流波形は、開口幅端部から発射され過大誤差となったαでの血流速度が最大流速として表示される。

引用・参考文献
1) 日本超音波検査学会. 超音波基礎技術テキスト. 超音波検査技術 特別号. 37, 2012.
2) 日本超音波検査学会. 血管超音波テキスト. 超音波検査技術 特別号. 30, 2005.
3) 菅原将代ほか. 超音波検査による内頸動脈狭窄診断におけるドプラ入射角の影響. 脈管学. 54, 2014, 91-6.

(小谷敦志)

ギモン 03

左室流入血流速波形から得られるL波について教えてください。どうしてできるのですか？ どんな臨床的意義があるのですか？

ギモンレベル ■■■

L波はどうしてできるのか？

　左室流入血流速波形は、急速流入期波（E波）と心房収縮期波（A波）の二峰性からなります。E波は、拡張早期に僧帽弁の開放とともに、左室のsuction（吸い込み）と左房-左室間圧較差によるdriving pressure（駆動圧）により、左房から左室に急速に血液が流入することで、形成されます。一方、A波は拡張終期の心房収縮によって左房から左室に血液が流入することで形成されます。左室拡張期において前者を急速流入期、後者を心房収縮期と呼びます。急速流入期と心房収縮期の間は緩徐流入期と呼ばれ、左房-左室間圧較差がほぼ消失するため多くは慣性による低流速の血液流入のみが認められる時相となります。

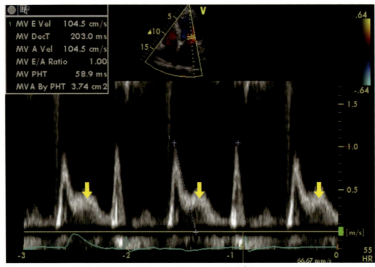

図3-1　左室流入血流速波形から得られるL波（➡）

緩徐流入期である拡張中期に認める、左房から左室に流入する順行性の血流波形のことを、L波といいます(図3-1)。流速が20cm/sec以上のL波の存在は、左室拡張障害による左房圧の上昇、左室拡張末期圧の上昇を反映しているとされています。L波の生じる機序として、①左房のコンプライアンス低下(左房が硬いこと)により、E波を形成する急速流入期以降に左房に流入する肺静脈血流によって拡張中期の左房圧が上昇すること、②強い左室拡張障害により左室の拡張が遅延することにより、拡張中期まで左房-左室間圧較差が持続し左房から左室に血液が流入することが挙げられます。

L波の臨床的意義は？

　一般に左室駆出率が正常な場合、左室流入血流速度パターンE/Aと左房圧は相関が乏しいとされていますが、左室肥大があり、かつL波を有する症例でE/A＞1の場合は、駆出率が正常であっても偽正常波形つまり左房圧を反映しているとの報告があります。

　また、L波は慢性心房細動例でよくみられます。その頻度は洞調律例では1〜2%程度であるのに対し、慢性心房細動例では34%と洞調律例に比べ高率にL波を認め予後が悪いと報告されています。L波を有する慢性心房細動例では、高齢女性が多く、低心拍数で左房容積の増大がみられ、E波高とE/E'が高値となることなどが報告されており、ここでもL波の存在は左房のコンプライアンス低下と重度の左室拡張能低下を反映した指標であるとされています。このことはA波がなく、E/Aによる左室拡張能の評価ができない心房細動例において簡便な指標になり得ます。

　一方、流速の遅いL波は健常者でも認められることがあります。拡張早期は、臨床的には左室の能動的弛緩であり、心筋線維のほどけ(recoil)による左室内への血液の吸い込み現象が生じE波を形成します。心筋線維のほどけは、心筋の収縮力(coil)が強く収縮末期容積が小さいほど強くなることが知られています。健常者、とくに若年成人では、心筋線維のほどけの力が強く、拡張中期まで持続することに加え、同時相に左房に流入する肺静脈血流が多いことなどの影響などが関与していると考えられています。

ギモンのもう一歩先へのアドバイス

L'波の存在

　組織ドプラ法において、僧帽弁輪速波形にL波と同時相に認めるL'波の報告があります。L'波の存在は、左房の拡大と左室充満圧の上昇と進行した左室弛緩障害の存在を示唆しています(図3-2)。正常駆出率の左室肥大例においてL'波が存在すると、左室弛緩障害の程度が強く、心不全になる確率が高いとの報告があります。

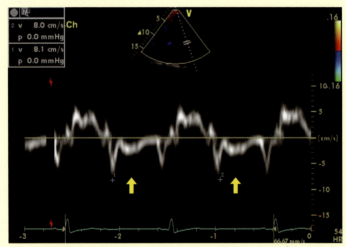

図3-2　僧帽弁輪速波形にL波と同時相に認めるL'波(⇨)

引用・参考文献
1) Lam, CS. The mitral L wave: a marker of pseudonormal filling and predictor of heart failure in patients with left ventricular hypertrophy. J Am Soc Echocardiogr. 18, 2005, 336-41.
2) Ha, JW. Triphasic mitral inflow velocity with mid-diastolic flow: the presence of mid-diastolic mitral annular velocity indicates advanced diastolic dysfunction. Eur J Echocardiogr. 7, 2006, 16-21.
3) Nakai, H. The mitral L wave: a marker of advanced diastolic dysfunction in patients with atrial fibrillation. Circ J. 71, 2007, 1244-9.
4) Ha, JW. Triphasic mitral inflow velocity with middiastolic filling: clinical implications and associated echocardiographic findings. J Am Soc Echocardiogr. 17, 2004, 428-31.
5) Lam, CS. The mitral annular middiastolic velocity curve: functional correlates and clinical significance in patients with left ventricular hypertrophy. J Am Soc Echocardiogr. 21, 2008, 165-70.

（小谷敦志）

ギモン 04

三尖弁逆流（TR）に**簡易ベルヌーイの式**をあてはめて、**右室収縮期圧**を推定しましたが、カテーテルでの値と大きく乖離していることがまれにあります。どのような場合に注意が必要でしょうか？

ギモンレベル ■■■

右室収縮期圧の定義

　肺高血圧症の評価に最も有用な心エコー図指標は、肺動脈収縮期圧です。右室流出路や肺動脈弁に有意狭窄がない場合、肺動脈収縮期圧と右室収縮期圧は等しいので、ギモンの右室収縮期圧の推定とは、肺動脈収縮期圧の推定と言い換えることができます。肺動脈収縮期圧は肺高血圧症の存在を明らかにするだけでなく、さまざまな疾患において強力な予後予測能を持ちますが、後述のごとく正確に評価できないケースがいくつか考えられますので、注意が必要です。

右室収縮期圧（≒肺動脈収縮期圧）の算出方法

　三尖弁逆流は右室から右房へ逆流しており、簡易ベルヌーイ式：$\Delta P = 4V^2$ を用いることで右室-右房間圧較差が算出できます。三尖弁逆流から求められる値は右室と右房の圧較差であり、右室圧の絶対値ではないことに注意が必要です。この圧較差に右房圧を加えることで右室収縮期圧が推定できます。すなわち、右室収縮期圧（mmHg）＝ 4×三尖弁逆流最大血流速度（m/sec）^{2} ＋推定右房圧（mmHg）と表記されます。

三尖弁逆流の描出における乖離の要因

　三尖弁逆流の最大血流速度を評価する場合に、ドプラ波形のピークを計測する必要がありますが、オーバーゲインによりピーク付近にノイズが生じ、このノイズを含めてしまうために、過大に評価してしまうことが多いと考えられます(図4)。また、逆にアンダーゲインの場合、過小評価してしまうことがあります。他の注意点として、ジェット方向と平行にドプラビームを設定する必要があります。逆流がtrivialな

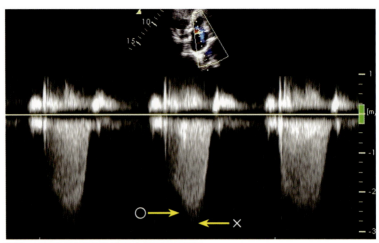

図4　三尖弁逆流の最高血流速度評価

表4　下大静脈最大径と呼吸性変動を用いた右房圧推定表

下大静脈最大径(cm)	呼吸性変動(%)	推定右房圧(mmHg)
≤2.1	>50	3
≤2.1	≤50	8
>2.1	>50	8
>2.1	≤50	15

例、肺気腫や肥満の例では、輪郭が明瞭なドプラ波形を得ることが難しい場合もあります。逆流ジェット自体の描出が明瞭でないと、大動脈弁狭窄症の加速血流などの異なるジェットを三尖弁逆流としてとらえてしまうことも経験します。適正にゲインを調整してノイズを含めず、ジェット方向を確認することで、カテーテルによる実測値との乖離が減ります。

右房圧推定における乖離の要因

　右房圧は下大静脈の径と呼吸性変動により推定するのが一般的です。下大静脈の描出は仰臥位で右房開口部から3cm以内の肝静脈合流部の上流部において、呼吸により変動する最大および最小の血管径を記録し、推定表(表4)に基づいて推定を行います。しかし、心エコー図検査による右房圧の推定精度は低いとされており、右房圧として何

mmHgを加えるかで、カテーテルでの実測値とずれが生じてしまうことがあります。

簡易ベルヌーイ式における乖離の要因

　簡易ベルヌーイ式は、ベルヌーイの定理からいくつかの項目を簡略化することにより導かれた計算式です。例えば、逆流の近位部血流速度を0と仮定していることから誤差が生まれる可能性があります。近位部血流速度が無視できない状況として、高心拍出の状態（甲状腺機能亢進症等）があり、このような状況では注意が必要です。また、血流の縮流部より下流で起こる圧力損失を0と仮定しているので、三尖弁が離開した高度三尖弁逆流で逆流血流が層流となっている場合は、ベルヌーイ式の精度が下がり、圧較差評価は困難です。

その他の要因

　カテーテル検査時は、数時間の絶食後に行われることが多く、心エコー室での状態とは大きく異なります。肺動脈圧も体血圧と同様に変動することから、カテーテル検査時とエコー室での計測環境を完全に一致させることは困難です。

ギモンに隠れたピットフォール

心エコー図検査による肺動脈圧推定の限界

　前述のような限界から、2015年に発行されたヨーロッパ心臓病学会の肺高血圧症ガイドラインでは、心エコー図検査による三尖弁逆流のピーク速度で肺高血圧の存在を「疑いは低い」（2.8m/sec以下）、「疑う」（2.9m/sec～3.4m/sec）、「強く疑う」（3.4m/secより大）の3段階で半定量的に評価するよう記載されています[1]。他の肺高血圧症サインとして右室拡大や右室流出路血流波形のパターン等の記載はありますが、「肺動脈収縮期圧」の推定については具体的記載がなく、このことからも心エコー図検査による肺動脈圧の正確な推定が期待されていないことがうかがえます。

引用・参考文献
1) Galie, N. et al. 2015 ESC/ERS Guidelines for the diagnosis and treatment of pulmonary hypertension. Eur Heart J. 37(1), 2016, 67-119.

（楠瀬賢也／山田博胤）

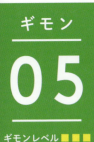

ドプラエコー法による、肺血管抵抗の推定方法を教えてください。実臨床ではどんなときに使えばいいですか?

肺血管抵抗の臨床的意義

　肺血管抵抗は心カテーテル検査指標から、以下の式により算出されます。

肺血管抵抗 (Wood unit) ＝ [平均肺動脈圧 (mmHg) －肺動脈楔入圧 (mmHg)] ／心拍出量 (L/min)

　肺動脈性肺高血圧症の診断において、平均肺動脈圧≧25mmHgに加えて、肺血管抵抗＞3Wood unitであることが必要とされます。これは平均肺動脈圧が上昇していても、肺血管抵抗が低い場合には左心不全由来の肺高血圧症などを考えなければならないことから定義された基準です。肺血管抵抗は、肺高血圧症の無症候期から増大することから、早期診断や病勢進行の鋭敏なマーカーとしても期待されています。また、非専門施設において右心カテーテル検査時に心拍出量の測定を行わない場合が散見される状況があったことから、肺血管抵抗の計測を必須にすることで心拍出量の重要性を強調したかったという側面もあるようです。

肺血管抵抗の推定式

　推定式は、心エコー図検査を用いて推定した平均肺動脈圧および心拍出量から心カテーテル検査と同じ計算式で算出する方法と、心エコー図指標と心カテーテル検査の実測値から新たに推定式を作成した方法の2つがあります。

　心カテーテル検査と同様の計算式からは、

肺血管抵抗 ＝（平均肺動脈圧－肺動脈楔入圧）／心拍出量

の式を用いて、平均肺動脈圧を収縮期肺動脈圧×0.61＋2mmHgで算出し、心拍出量を左室流出路パルスドプラ波形と流出路断面積から計

算し、肺動脈楔入圧を10mmHgと仮定することで、肺血管抵抗を算出します。3Wood unitより大の場合に肺高血圧の病態が検出できます。

実測値からの推定式として、

肺血管抵抗 ＝ 10 ×（TRの最高血流速度／右室流出路血流の時間速度積分値）＋ 0.16

が広く使われています[1]。TRの最高血流速度を平均肺動脈圧の代用として、右室流出路血流の時間速度積分値を心拍出量の代用として用いるという発想から生まれています。（TRの最高血流速度／右室流出路血流の時間速度積分値）が0.2より大のときに、精度よく肺血管抵抗上昇を推定することが可能です (図5)。

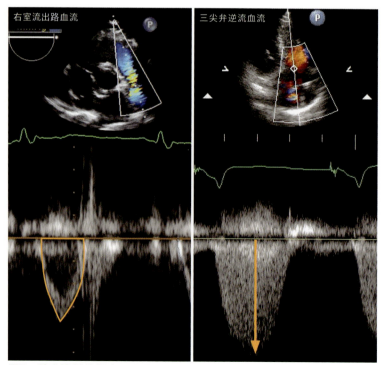

図5　肺血管抵抗推定に必要な計測指標
肺血管抵抗＝10×(TRの最高血流速度／右室流出路血流の時間速度積分値)＋0.16

実臨床での使い方

　肺高血圧症が疑われる場合や、右心拡大や右室収縮能低下を認める場合は、肺血管抵抗を算出することで、肺動脈圧上昇が肺血管系の異常によるもの（post-capillary PH）か、左心不全によるもの（pre-capillary PH）なのかを見分けることが可能です。肺血管抵抗をどう求めるか知っておくと、肺動脈圧は心拍出量や肺血管抵抗からダイレクトに影響を受けることが理解でき、臨床における病態把握に役立つことからも、日常臨床で肺血管抵抗を算出することが勧められます。

ギモンに隠れたピットフォール

肺血管抵抗算出の限界

　肺血管抵抗算出は、肺動脈圧に加えて、心拍出量と肺動脈楔入圧が必要なことから、これらの指標を正確に推定することが求められます。しかし、心エコー図検査より心拍出量および肺動脈楔入圧を推定する際には、さまざまな制限が存在します。心拍出量を推定するとき、流出路面積の推定が正確に行えない場合や流出路狭窄が存在する場合で値が不正確になります。肺動脈楔入圧の推定もさまざまな制限があるため、肺血管抵抗を心エコー図検査により求める式は多くの制限のうえに成り立った推定式といえます。したがって、心エコー図検査により求められた肺血管抵抗は単独での使用は難しく、右室拡大所見や肺動脈圧なども併せて、病態の把握・経過観察の指標として用いるのが現実的な使い方です。

引用・参考文献
1) Abbas, AE. et al. A simple method for noninvasive estimation of pulmonary vascular resistance. J Am Coll Cardiol. 41, 2003, 1021-7.

（楠瀬賢也／山田博胤）

ギモン 06

下大静脈径はどのように計測すればいいですか？ **右房圧**はどの程度正確に評価できるのでしょう？ 慢性肺疾患を合併する症例や、人工呼吸器の症例でも使えますか？

ギモンレベル ■■■

下大静脈の計測方法

現在、日常臨床で一般的によく用いられる下大静脈（IVC）径の測定方法は、米国心エコー図学会（ASE）の2010年のガイドライン[1]に基づいて行われることが多いです。被検者を仰臥位にして、心窩部アプローチによる走査でIVCの長軸像を描出し、右房への流入部から0.5〜3.0cmの間、肝静脈合流部の近傍で血管壁に垂直になるようにして最大径を測定します（図6-1）。IVCの呼吸性変動はsniffing（鼻をすする、においを嗅ぐ所作）をしてもらい観察します（図6-1）。このようにして下大静脈の最大径と呼吸性変動を計測しますが、通常IVCは楕円形ですので、長軸断面でIVC径を計測するのみでなく直行する短軸断面で

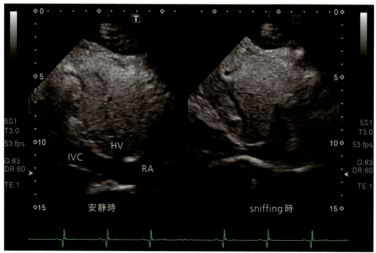

図6-1 下大静脈の径と呼吸性変動の計測
HV：肝静脈、IVC：下大静脈、RA：右房

下大静脈が楕円形か正円形かも観察することが勧められます。

下大静脈計測による右房圧の推定

　1979年にわが国のNatoriら[2]によって初めて下大静脈の径と呼吸性変動の評価による右房圧の推定が報告されて以降、さまざまな報告が存在します。最近の報告では、右房圧が10mmHg以上となる至適カットオフ値はIVC径20mm（感度73％、特異度85％）、呼吸性変動40％（感度73％、特異度84％）と示されています[3]。こうしたなかで2010年にASEより提唱されたガイドラインで推奨されている下大静脈の径と呼吸性変動を用いた右房圧推定法（表6）が、現在、多くの臨床現場で活用されています。しかし、右房圧の推定とはいっても単純化されている限界のある指標であるため、下大静脈以外の右房圧推定のために考案された指標も勘案して適宜推定値を考慮することも、ASEガイドラインの補足事項に示されています。

　一方で、IVC径の拡大が右房圧を反映しない症例が存在することにも注意が必要です。人工呼吸器症例では胸腔内を陰圧にして吸気を行う通常換気と異なるため、IVCの径や呼吸性変動による右房圧の推定は困難です。また、慢性肺疾患では自ら呼気終末気道内圧を上昇しており、人工呼吸器でPEEPがかかった状態と同様であるために、右房圧がそれほど高くないのに呼吸性変動が出にくい病態です。さらに、呼吸不全が進んでくると腹筋を使うため呼気時に腹圧が上がりIVCが虚脱するという現象がおこります。そのため、慢性肺疾患症例でも

表6 右房圧推定法　　　　　　　　　　　　　（文献1より改変）

下大静脈径 (mm)	呼吸性変動 (sniffingにて)	推定右房圧 (mmHg)
≦21	>50%	3(0〜5)
≦21	<50%	8(5〜10)
>21	>50%	8(5〜10)
>21	<50%	15(10〜20)

※推定8mmHgに該当する例は以下の指標を参考にする
　①右室流入血流速波形が restrictive pattern
　②右室のE/e'>6
　③肝静脈血流速波形が S波<D波
①〜③に該当しない場合　⇒3mmHg
呼吸性変動<35%で①〜③に該当する場合　⇒15mmHg

IVCの径や呼吸性変動による右房圧の推定は困難です。

> **ギモンのもう一歩先へのアドバイス**
>
> ### 右肋間アプローチによる下大静脈の描出
>
> ほとんどの患者さんの下大静脈が心窩部アプローチで描出可能ですが、高度肥満や食後などの理由により心窩部アプローチによる下大静脈の描出が困難な場合には右肋間アプローチ（図6-2）が有効です。この際には肝下面を横断する血管という意識で走査するとよいです。
>
>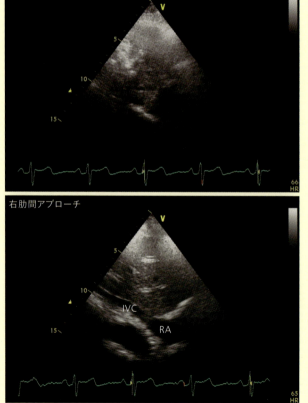
>
> **図6-2 肥満による下大静脈の描出不良例**
> IVC：下大静脈、RA：右房

引用・参考文献
1) Rudski, LG. et al. Guidelines for the echocardiographic assessment of the right heart in adults: a report from the American Society of Echocardiography: endorsed by the European Association of Echocardiography, a registered branch of the European Society of Cardiology, and the Canadian Society of Echocardiography. J Am Soc Echocardiogr. 23, 2010, 685-713.
2) Natori, H. et al. Ultrasonographic evaluation of ventilatory effect on inferior vena caval configuration. Am Rev Respir Dis. 120, 1979, 421-7.
3) Brennan, JM. et al. Reappraisal of the use of inferior vena cava for estimating right atrial pressure. J Am Soc Echocardiogr. 20, 2007, 857-61.

〈和田靖明〉

ギモン 07

僧帽弁輪移動速度を計測する際の注意点はなんですか？サンプルボリュームの大きさや置く場所についても教えてください。

ギモンレベル ■■■

　僧帽弁輪移動速度は、多少画質が悪くとも測定部位がずれていても波形はきれいに描出されます。このため、計測値が独り歩きしがちなので測定部位や設定に注意を払う必要があります。2016年にアメリカ・ヨーロッパ心エコー図学会から出された"心エコーによる左室拡張機能の評価に関するガイドライン"を参考にして、僧帽弁輪移動速度計測の注意点について説明します。

僧帽弁輪移動速度の計測方法

①心尖部四腔像を描出し、パルスドプラのサンプルボリューム（サイズは5〜10mmくらい）を僧帽弁輪の心室中隔部と側壁部の2箇所に置いて計測します（図7-1）。このサンプルボリュームの位置は、左室寄りになっても、左房寄りになっても値が変わってきますので注意が必要です。

②ゲインは高め、フィルターは低めに設定します。

③毛羽立ちやノイズの少ないシャープな波形を描出し、拡張早期の最も高い波形の速度を計測します（図7-2）。

　E/e'としても用いられる、拡張早期弁輪速度e'を中心に説明します。e'の値は、中隔部と側壁部で大きく異なりますので、どちらが左室の拡張性を表すのに適しているのかという議論が続いていますが、決着はついていません。そこで、それぞれのカットオフ値（中隔e' < 7cm/s、側壁e' < 10cm/s）を定めることになりました。そうなると、E/e'の値も2つになってしまいますので、単純化を図るため、E/e'を求める際には中隔e'と側壁e'の平均値を求め、Eをその値で除して求める方法が推奨されており、E/e' > 14をカットオフ値としています。画質の問題などで、中隔部か側壁部、どちらかでしかe'を計測できな

い場合は、中隔部のE/e'は＞15、側壁部のE/e'は＞13をカットオフ値として評価します。

測定値の解釈に注意が必要な場合

測定部位付近に局所壁運動異常がある場合、人工弁置換術後、弁輪にリングを縫着している場合、僧帽弁輪に高度の石灰化を認める場合は、積極的には測定しなくてもいいかもしれません。また、左脚ブロックやペースメーカ、心臓再同期療法を行っている患者さんでは、値の解釈に注意が必要となります。

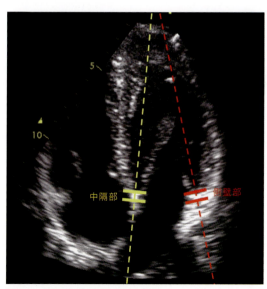

図7-1 僧帽弁輪移動速度計測のサンプルボリューム

僧帽弁輪中隔部での計測

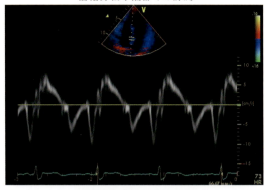

僧帽弁輪側壁部での計測

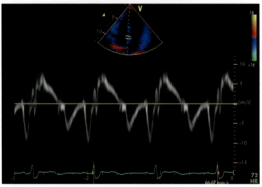

図7-2 僧帽弁輪移動速度の波形

ギモンのもう一歩先へのアドバイス

収縮性心膜炎の診断に役立てる

　収縮性心膜炎の場合は、心筋と心膜が癒着していますので、側壁部の動きが制限されるため側壁部のe'の値が小さくなります。このため、代償性に中隔部の僧帽弁輪の動きが大きくなり、e'の値も大きくなることから、中隔e'／側壁e'≧9.1ならば感度75％、特異度85％で収縮性心膜炎を診断できるという報告があります。このように、疾患によっては中隔と側壁の値の違いを診断に使うことができます。

（平田久美子）

ギモン 08

E/e'に影響を与える因子を教えてください。心拍数の影響を受けるのでしょうか？また、どんな症例に使えてどんな症例に使えないのでしょうか？

ギモンレベル ■■□

E/e'とは？

まずは、E/e'についておさらいしましょう。左室流入血流拡張早期波高（E）は、左室充満圧や左室弛緩能により規定されます。このE波高を、左室前負荷依存性が低く左室弛緩能を反映する拡張早期僧帽弁輪最大速度（e'）で除する（E/e'）ことで、左室充満圧（左房圧）を推定できると考えられています。すなわち、E/e'により左室充満圧を推定するためには、e'が左室前負荷による影響が小さいことが大前提です。そのため、左室弛緩能が正常あるいは亢進している場合（正常健常者）では、左室前負荷増大に応じてe'も上昇するので、E/e'は左室充満圧を必ずしも反映しません。さらに、左室充満圧や左室弛緩能以外の因子がEやe'に大きく影響する場合にもE/e'による左室充満圧の推定が不正確となります。

2016年に発表されたASE/EACVIガイドライン[1]では、左室充満圧の推定においてE/e'が正確でない症例として、正常健常者のほかに高度僧帽弁輪石灰化、僧帽弁疾患、心膜疾患、冠動脈疾患、サンプルボリューム設定箇所における局所壁運動異常が記載されています。そのほかに、肥大型心筋症ではE/e'と左室前負荷との間には中等度の相関しか認められず、E/e'の解釈に注意を要することが報告されています[2]。

心拍数の影響は？

運動負荷前後でE/Ea（論文発表当時にE/e'をこのように表記しているものがあります）が変動するか否かについて、健常例および労作時有症状症例を対象としてHaらが報告しています[3, 4]。健常例にトレッドミル負荷を加えた検討[3]では、負荷前後で心拍数が上昇しても（63

±8/min→90±13/min)、E/Eaに有意な変化はみられませんでした(6.7±2.2→6.6±2.5)。一方で、労作時に呼吸困難感を自覚する症例に仰臥位エルゴメータ負荷を加えた検討[4]では、負荷前E/Ea≧10の群では負荷中にE/Eaの変動はみられず、負荷前E/Ea＜10の群ではE/Eaが負荷中に増加する症例と負荷中でも不変である症例とに分かれました。つまり、E/e'が心拍数の影響を受けるか否かは、心拍数の変化に伴って変動する左室充満圧からe'が影響を受けるかどうかにより異なります。裏を返せば、心拍数変化に対するE/e'の変動を観察することにより、左室弛緩能を評価し得る可能性があると考えられます。

　以上のように、E/e'は再現性が高く簡便な指標ですが、それを解釈する際にはE/e'値だけでなく、Eとe'それぞれの数値にも気を配ることが必要です。

引用・参考文献
1) Nagueh, SF. et al. Recommendations for the Evaluation of Left Ventricular Diastolic Function by Echocardiography: An Update from the American Society of Echocardiography and the European Association of Cardiovascular Imaging. J Am Soc Echocardiogr. 29, 2016, 277-314.
2) Geske, JB. et al. Evaluation of left ventricular filling pressures by Doppler echocardiography in patients with hypertrophic cardiomyopathy: correlation with direct left atrial pressure measurement at cardiac catheterization. Circulation. 116, 2007, 2702-8.
3) Ha, J. et al. Effects of treadmill exercise on mitral inflow and annular velocities in healthy adults. Am J Cardiol. 91, 2003, 114-5.
4) Ha, J. et al. Diastolic stress echocardiography: a novel noninvasive diagnostic test for diastolic dysfunction using supine bicycle exercise Doppler echocardiography. J Am Soc Echocardiogr. 18, 2005, 63-8.

（和田靖明）

ギモン 09

拡張能評価のための指標はたくさんありますが、日常臨床で何を使えばいいのでしょうか？複数の指標の結果に矛盾があった場合はどうすればいいですか？

ギモンレベル ■■□

　心エコーによる左室拡張能評価に関するASE/EACVIガイドライン[1]が2016年に新たに発表されましたが、左室拡張能の評価方法は施設や研究者によって異なり、まだまだ議論の余地があると感じている人が多いでしょう。

　今回のASE/EACVIガイドラインでは、正常左室駆出率（LVEF）患者で左室拡張障害の有無を評価します (図9-1)[1]。僧帽弁狭窄症などの心臓弁膜疾患を除けば左室拡張能が正常であれば左房圧も正常です。左室の収縮能は低下しているものの拡張能は保たれているという症例は存在しないので、左室収縮能低下があろうがなかろうが左室拡張障害を有する症例で左室拡張障害重症度や左室充満圧（左房圧）上

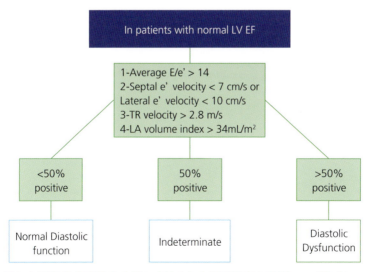

図9-1 正常左室駆出率症例における左室拡張障害の診断アルゴリズム
（文献1より引用）

昇の有無を評価していきます(図9-2)[1]。

今回のASE/EACVIガイドラインを参考にすると、日常臨床で使うとすれば下記の5項目となるでしょう。
① Average E/e'
② Septal e', Lateral e'
③ TR velocity
④ LA volume
⑤ TMF：E/A

これらの指標の結果に矛盾が生じる、計測不能な指標がある、総合的判断に苦慮するといった場合には、肺静脈血流速波形(PVF)を加えて検討することが勧められています。

上述しましたASE/EACVIガイドラインについて御理解いただいたうえで、私見を述べさせていただきます。個人的には、左室流入血流速波形(TMF)、肺静脈血流速波形(PVF)、拡張期僧帽弁輪速度波形

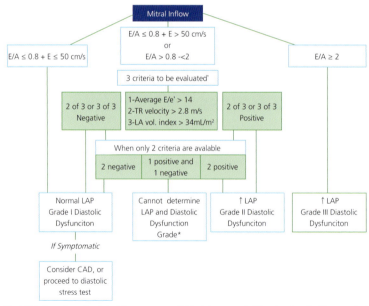

(＊：LAP indeterminate if only 1 of 3 parameters available. Pulmonary vein S/D ratio <1 applicable to conclude elevated LAP in patients with depressed LV EF)

図9-2 左室拡張障害重症度と左室充満圧を評価するためのアルゴリズム
（文献1より引用）

の3項目を用いれば左室拡張能や左室充満圧はおおむね評価可能であると考えます。ただし、これらから得られる各指標の年齢、左室拡張障害の進行、左室充満圧の上昇に伴う変化を含めた特徴や各指標に影響する因子などの限界を十分に理解していることが大前提となります。

引用・参考文献
1) Nagueh, SF. et al. Recommendations for the Evaluation of Left Ventricular Diastolic Function by Echocardiography: An Update from the American Society of Echocardiography and the European Association of Cardiovascular Imaging. J Am Soc Echocardiogr. 29, 2016, 277-314.

（和田靖明）

ギモン 10

左室流入血流速波形を評価する際、==左房機能==が正常であることが前提だと理解しています。高齢者でA波が低いとき、左房圧が高いいわゆる==偽正常化==なのか、心房機能の低下によるのか、どのように鑑別すればいいですか？

ギモンレベル ■■■

A波を規定する2つの因子

A波は左房-左室間の圧較差を反映しており、左室のコンプライアンスと左房収縮機能の影響を受けます。A波が低い場合、その原因が左室のコンプライアンス低下なのか、左房収縮機能低下なのか、左室流入血流速度波形の評価をしていて、よく頭を悩ませられる問題です。発作性心房細動や洞機能不全症候群などで徐脈があって、左房が拡大し、A波が低い高齢者では、左室流入血流速度比（E/A）の値だけを見ると、偽正常化パターンになります。臨床上は、左房圧が高いかどうかの判断が重要なのであり、値だけを独り歩きさせないために、左室拡張機能について心エコーレポートに記載する際には何らかのコメントが必要になってくると思われます。

いくつかの指標を組み合わせて評価する

左室拡張機能は単一の指標での評価が難しいとされていますので、A波が低い場合で、E/Aの波形評価が困難な場合は、E/Aのパターン評価にこだわらず、拡張早期僧帽弁輪移動速度（e'）やE/e'、三尖弁逆流（TR）速度を見て、総合的に判断することが望ましいです。例えば、A波が小さくE/Aパターンの判定が困難で左室駆出率が正常の場合は特に悩ましいものですが、左房容量＞34mL/m^2、中隔と側壁の平均のE/e'＞14、TR速度＞2.8m/sという条件を満たしていれば、比較的高い確率で拡張能の低下が疑われます。また、EFが低下している場合でも、この3つを満たしていれば左房圧の上昇があると判断できますし、逆に、これらを満たしていなければ、少なくとも、左房圧の上昇はきたしていない状態だと考えることができます。

バルサルバ負荷をしてみる

　これら3つの指標を追加してもなお、判断がつかない場合（3つの指標の1つか2つを満たす場合）、バルサルバ負荷をしてみるというのもひとつの方法です（図10）。バルサルバ負荷をすると、前負荷が軽減しますので、E波が低くなり減衰時間が延長します。A波の高さは変わらないか、少しだけ増加しますので、負荷前に比べて、E/Aが50％以上減少すれば左室充満圧の上昇が疑われます。拡張能が正常の場合は、波形に変化がありません。日常臨床でバルサルバ負荷を追加するのは、意外と大変ですが、やってみる価値がある検査法だと思います。

バルサルバ負荷で変化あり

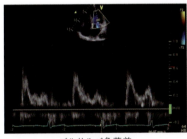 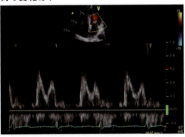

バルサルバ負荷前　　　　　　　　　　バルサルバ負荷時

バルサルバ負荷で変化なし

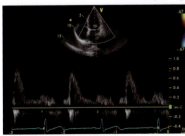

バルサルバ負荷前　　　　　　　　　　バルサルバ負荷時

図10　バルサルバ負荷

> **ギモン解決のテクニック**
>
> **右房拡大の有無を見る**
>
> 　心房性不整脈などの場合は左房も右房も拡大を認めます。左房の拡大を認めるけれど、右房の拡大がみられない場合は、慢性的な左房圧の上昇が高率に疑われ、心房性不整脈による左房拡大との鑑別に有用です。

（平田久美子）

ギモン 11

右室機能の評価には何を計測すればいいですか？ 指標がたくさんありますが、どのように使い分けているのですか？

ギモンレベル ■■□

　さまざまな心疾患において右室機能が悪ければ予後が悪いと報告されており、右室機能評価をルーチン検査に加える必要性が出てきましたが、心エコー図検査の項目が増え続けるなか、どの指標を選択するかは悩ましい問題です。ガイドラインでは[1]、すべての患者さんで、右室サイズと収縮機能、右室収縮期圧の評価をすべきであると記載されています。また、右室を中心とした四腔像と、右室流出路、流入路、肺動脈を画面の中心においた断面で、形態と動きを記録しておく必要もあります。

右室収縮機能の評価には何を計測する？

　右室駆出率の測定が簡単にできればいいのですが、右室は左室が背負っている三角形のバックパックのような形ですので、近似できる形がなく、左室のように二次元断層像で駆出率を推定するのは困難です。おすすめの指標としては、三尖弁輪部収縮期移動距離（TAPSE）や右室弁輪部の長軸方向の移動速度（S'）、右室面積変化率（FAC）、右室のTei index（RIMP）ですが、ルーチン検査では、このなかのどれかひとつを計測することが推奨されています[1]。それぞれの評価方法に長所と短所があります。TAPSEとS'は、簡便で再現性が高い一方、角度依存性があり、右室全体の機能を反映していないという短所があります。FACは、MRIで計測した右室駆出率と相関するというデータがあって信頼性が高い一方で、心尖部四腔像一断面での右室の面積変化率ですので、断面に含まれない右室流出路を無視していること、再現性が低いことが挙げられます。RIMPは予後とも関連する指標ですが、右室流入路と流出路での計測時のR-Rを一致させる必要があること、右房圧上昇時には使えないことが挙げられます。まず、ひとつの指標を決めて、それをすべての患者さんで計測し、データを安定させてい

くとよいと思います。

右室評価指標の使い分け

さらに踏み込んで右室機能を評価する必要がある病態を挙げます。
①**右室拡大**：心尖部四腔像では、右室の径は左室の2/3以下ですが、左室と同等かそれ以上に右室が拡大している場合や心尖部四腔像で右室心尖部が見える場合は、多断面でサイズの計測が必要です。
②**右室収縮機能指標の異常値**：右室収縮機能指標のひとつが異常値を示した場合、他の指標も計測して評価する必要があります。
③**右室の局所壁運動異常**：右室梗塞、心サルコイドーシスや肥大型心筋症などの心筋症、不整脈原性右室心筋症などでは、局所的な心筋の異常を認める場合があり、右室流出路を含む複数の断面でサイズや壁運動を評価します。
④**右室の圧負荷・容量負荷疾患**：肺高血圧症、肺塞栓症などの圧負荷疾患では右室壁厚計測を追加する必要があります（心窩部アプローチでの自由壁厚計測がおすすめ）。短絡路を有する先天性心疾患などの容量負荷疾患でも、右室流出路の詳細な観察や3Dエコーでの右室、右房の容量計測が必要となります。右室による左室の圧排の程度の記録も必須です。

ギモン解決のテクニック

右室のサイズはどこで計測？

　右室メインの四腔像を描出する必要があります（図11）。心尖部四腔像を少し左に傾けたような像で、左室は見切れてしまいますが、この断面で右室基部（できれば、中部も）のサイズを計測します。基部で42mm以上、中部で36mm以上なら、拡大していると判断します。

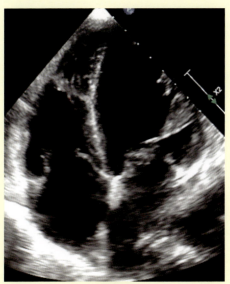

図11 右室メインの四腔像

引用・参考文献
1) Lang, RM. et al. Recommendations for cardiac chamber quantification by echocardiography in adults: an update from the American Society of Echocardiography and the European Association of Cardiovascular Imaging. Eur Heart J Cardiovasc Imaging. 16(3), 2015, 233-70.

（平田久美子）

ギモン 12

高齢者で拡張障害がありながら、HFpEF になる人とならない人の違いはなんですか？

ギモンレベル ■■■

　HFpEFは、Heart Failure with preserved Ejection Fractionの略で、EFが保たれた心不全、という意味です。HFpEFでは心筋細胞が著明に肥大することにより左室の求心性肥大が引きおこされ、左室の受動的stiffnessと能動的弛緩の異常から、安静時もしくは運動負荷時に左室充満圧が上昇することが主な病態とされています。

どんな患者さんがHFpEFになるのでしょうか？

　高齢で拡張能障害がある人すべてが心不全になるわけではありません。このなかで、どんな患者さんが心不全になってしまうのでしょうか？ 高齢で高血圧はあるけれども、心不全のない患者群とHFpEF群の特徴を比較したレポートがあります（図12）[1]。そのなかで、年齢・性別・他の合併症を調整した後でも、HFpEFの患者群は、心不全をおこさない患者群に比べて、左室拡張末期容量が小さく、一回拍出量が小さく、左房が大きく、心筋重量が大きく、EFは（正常範囲ではあるものの）少し低いという結果でした。さらに、拡張機能指標は、左室流入血流速度の減衰時間（Dct）が短く、E/e'（拡張早期左室流入血流速度／僧帽弁輪拡張早期速度）が大きいという傾向がありました。ちなみに、全身の血管抵抗、大動脈弁口面積には有意差は認めませんでした。つまり、HFpEFでは、高齢・高血圧といった似たような背景を持った患者群に比して、より高度な求心性肥大と、より重度の拡張障害を有していることがわかります。さらに、HFpEFの早期診断が心エコーで可能かどうかを調べるために、EFが正常で、安静時に肺高血圧はなく、BNPも正常であるが、労作時の呼吸困難を認めるという群を対象に、カテーテル室で臥位エルゴメーター負荷もしくはハンドグリップ負荷を行ったレポートがあります[2]。運動負荷でPCWP（肺動脈楔入圧）が25mmHg以上に上昇する患者さんは、同時に行った心エ

コー図検査で肺動脈圧が45mmHg以上に上昇していました。運動負荷でPCWPが上昇する患者さんをHFpEFと定義すると、負荷による肺動脈圧＞45mmHgへの上昇所見は、感度96％、特異度95％でHFpEFを診断することが可能と報告されています。

　高血圧・糖尿病などを有する高齢者は、日常臨床で最もよく目にする患者群です。HFpEFかどうかを早期に診断するために、運動負荷心エコー法を積極的に活用してもいいかもしれません。

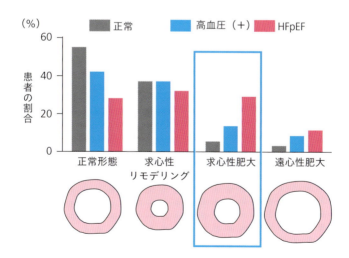

図12 左室形態とHFpEFの関係（文献1より引用）
左室重量係数と**相対的左室肥厚**（2×左室後壁肥厚/左室拡張末期径）で分類
正常形態：重量係数・壁厚いずれも正常
求心性リモデリング：重量係数＝正常、壁厚＞0.45
求心性肥大：重量係数＞125 g/m^2、壁厚＞0.45
遠心性肥大：重量係数＞125 g/m^2、壁厚＝正常

> ギモンに隠れたピットフォール

HFpEFの定義って？

　HFpEFは、EFが保たれた心不全という意味ですが、EFが正常範囲なのに心不全をおこす疾患としては、僧帽弁と大動脈弁の狭窄症や逆流症、高心拍出性心不全、収縮性心膜炎や心タンポナーデなどの心膜疾患、右心不全なども挙げられます。しかしながら、こういった疾患や病態は、通常、HFpEFには含まれません。本来、HFpEFは、高血圧や心筋症・虚血性心疾患など何らかの左心室心筋の障害を有しているけれど、EFは正常で、心不全症状を伴う病態を指します。

引用・参考文献
1) Mohammed, SF. et al. Comorbidity and ventricular and vascular structure and function in heart failure with preserved ejection fraction: a community-based study. Circ Heart Fail. 5(6), 2012, 710-9.
2) Borlaug, BA. et al. Exercise hemodynamics enhance diagnosis of early heart failure with preserved ejection fraction. Circ Heart Fail. 3(5), 2010, 588-95.

（平田久美子）

ギモン 13

房室ブロックの症例でみられる**拡張期房室弁逆流**の機序と、その意義を教えてください。また、房室ブロック以外でもみられますか?

ギモンレベル ■■■

房室ブロックでは、心室拡張期に心房収縮が終了しても心室収縮が始まらないために房室弁が完全閉鎖しないことに加えて、心房収縮後の弛緩に伴う心房圧の急峻な低下（x谷）が能動的弛緩と受動的拡張を終えた心室圧の低下より大きいために心室と心房の間に圧較差（心室圧＞心房圧）が生じることにより、"拡張期房室弁逆流"と呼ばれる現象が発生します。したがって、房室ブロック症例において心房収縮の後に適切な間隔で心室収縮が続かなければ拡張期房室弁逆流は出現します。つまり、房室ブロック症例で出現する拡張期房室弁逆流の発生機序は、心室拡張末期の急峻な心室圧上昇により心室圧が心房圧を凌駕するために拡張期房室弁逆流を生じる重症大動脈弁閉鎖不全症、重症肺動脈弁閉鎖不全症、重症拡張型心筋症などとは異なります。

Schnittgerら[1]が報告した論文のなかで提示されている、3度房室ブロック（完全房室ブロック）に対してVVIペースメーカ植込み術が施行された症例で右室圧と右房圧を同時記録できた心内圧曲線を図13[1]に示します。Aは3心拍すべてにおいてPQ間隔が短いときに、右室（RV）圧と右房（RA）圧が同時記録されています。このような状況下では、

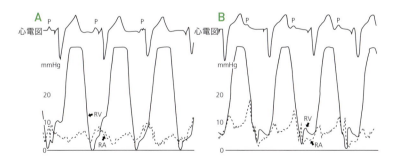

図13 右室圧と右房圧を同時記録できた心内圧曲線（文献1より引用）

拡張期のRV圧とRA圧の関係はRV圧＜RA圧となっており拡張期三尖弁逆流は出現しません。一方、Bは全3心拍でPQ間隔が著明に延長したとき（房室ブロックと同様の状況）に同時記録されたRV圧とRA圧の圧曲線で、RAが収縮後に弛緩している時相でRV圧＞RA圧となっており、このときに拡張期三尖弁逆流が生じます。

引用・参考文献
1) Schnittger, I. et al. Diastolic mitral and tricuspid regurgitation by Doppler echocardiography in patients with atrioventricalar block: new insight into the mechanism of atrioventricular valve closure. J Am Coll Cardiol. 11, 1988, 83-8.

（和田靖明）

ギモン 14

心臓再同期療法(CRT) 前後に行う、**dyssynchrony** の評価法について教えてください。たくさんの指標が報告されていますが、現在そのなかで、どの指標が一般的でしょうか？最低限評価しておくべき指標を教えてください。

ギモンレベル ■■■

2010年に日本超音波医学会が「心臓再同期療法(CRT)適応決定のための諸指標の解説」を作成しました。この解説のなかから最低限の3指標をとりあげます。心臓非同期は心室間非同期、心室内非同期、房室間非同期がありますが、ここでは心室間非同期の指標であるIVMD（interventricular mechanical delay）と心室内非同期のSPWMD（septal-to-posterior wall motion delay）とradial strainが日常臨床でも使用しやすいと思います。

心室間非同期

心室間非同期とは、右室と左室、両室間の収縮弛緩のタイミングのずれのことであり、IVMDを測定し得られます。IVMDは、両心室の駆出血流速度波形の開始のタイミングの時間差を意味します。具体的にいうと、パルスドプラ法により左室流出路（心尖部左室長軸断面または五腔断面にて）および右室流出路（傍胸骨大動脈弁レベル短軸断面または右室流出路断面にて）血流速度波形を記録します。QRS起始からそれぞれの駆出血流の起始までの時間を計測します。これらがLV-PEPとRV-PEP（pre-ejection period：前駆出時間）で、両者の差がIVMDです。IVMDが大きいほど、左室が右室より遅く興奮・収縮することになり、IVMD > 40msまたはLV-PEP > 140msを「心室間非同期あり」と定義します（図14-1）。

心室内非同期

SPWMD

SPWMDは、Mモード心エコー図法で計測される心室中隔と左室後壁の最大変位間の時間です（図14-2）。慢性期における左室収縮末期容積の15％以上の減少をresponderと定義した場合、SPWMDのカッ

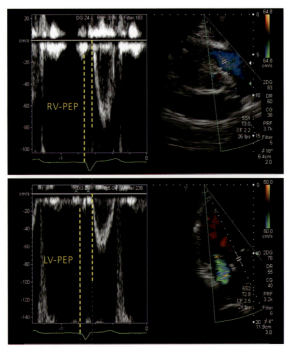

図14-1 心室間非同期の定量評価
上に傍胸骨アプローチ短軸像大動脈弁レベルより記録した右室流出路血流速波形、下に心尖部アプローチ左室長軸像より記録した左室流出路血流速波形を示す。RV-PEPは100ms、LV-PEPは142msであった。IVMD＞40msでありLV-PEP＞140msでもあるため「心室間非同期あり」といえる。

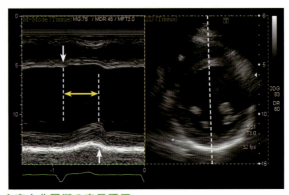

図14-2 心室内非同期の定量評価
傍胸骨アプローチ左室短軸像乳頭筋レベルより記録したMモード画像では、心電図のQRSに重なる時相に中隔の小さな内方運動、T波末期に後壁の収縮が認められる。SPWMDを計測すると、351msあり「心室内非同期あり」と判断した。

トオフ値は130msで、これ以上の場合にresponderとなることが予測されます。SPWMDは、①壁運動の解析部位が中隔と後壁に限定されていること、②中隔または後壁の壁運動の最大変位の同定が困難な例があること、の２点が問題点です。任意方向Mモード心エコー図やMモードカラードプラ法を使用することで、測定可能率を上げ、検者内・検者間測定誤差を小さくすることができます。

2Dスペックルトラッキング法を用いたradial strain delay index

傍胸骨左縁左室短軸断面（乳頭筋レベル）をスペックルトラッキング法で解析し、時間-radial strain曲線を得、心電図のQRS onsetから最大strain値までの時間の前壁中隔と後壁の差を計測します**(図14-3)**。スペックルトラッキング法の撮像条件として、①内膜面の描出が良好となるようゲイン調整を行うこと、②フレームレートは60〜80Hzを保つこと、③少なくとも連続3心拍の画像取り込みを行うこと、が推奨されます。時間-radial strain曲線の解析は**表14**のように行います。

CRT施行3カ月後にLVEFが15％以上増加している場合をCRT

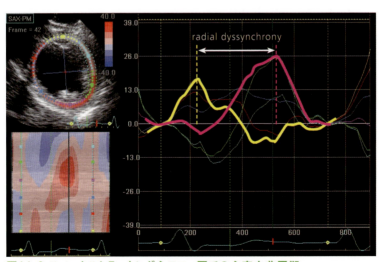

図14-3 スペックルトラッキング心エコー図での心室内非同期
心室中隔および左室後壁の収縮は黄色およびピンク色のストレイン曲線でそれぞれ表されている。各曲線で最大ストレインとなる時間の差（radial strain delay index）は320msとなり、有意なradial dyssynchronyを有すると診断できる。

表14 時間-radial strain曲線の解析方法

①撮像した画像を、収縮末期の時相で心内膜面のトレースをする。とくに中隔の心内膜トレースを丁寧に行う
②心内膜トレース後に、関心領域を心外膜にあわせて設定する
③セミオートに解析され、時間-radial strain曲線が得られる
④QRS onsetから各領域の最大strain値までの時間を求め、領域間の時間差を求める

responderと定義すると、カットオフ値130msで、感度89％、特異度83％でresponderを予測可能と報告されています。

（大西哲存）

ギモン 15

【IABP・PCPS下の心エコー評価】
経皮的心肺補助装置や**大動脈バルーンポンピング**が挿入されている症例では、どのようにして心機能を評価すればいいでしょうか?

ギモンレベル ■■■

　大動脈内バルーンポンピング（IABP）は10〜15％の心拍出量上昇、経皮的心肺補助装置（PCPS）では自己心拍出量の50〜70％の補助流量を確立できるとされ、これらによるサポートは心原性ショックなど、重症患者の管理において広く応用されています。その管理には心エコー図検査が用いられていますが、PCPS管理における心エコー図検査に関する報告、ガイドラインや統一された方法はあまりなく、施設ごとにそれぞれ評価を行っているのが現状です。

PCPS管理における心エコー図検査の役割

　心エコー図検査は、PCPSの適応決定や導入前の心機能評価・送血管・脱血管挿入時のガイドなどに用いられます。また、PCPSは右房脱血のために熱希釈法を用いるスワンガンツカテーテルによるデータは過大評価となり、動脈圧波形解析法（Pulse contour法）は定常流のた

表15 PCPS時の心エコー図検査評価項目（文献1より改変）

PCPS時のモニタリング	両心室のサイズと収縮能 両心房の径と容積 基礎疾患のフォロー 僧帽弁閉鎖不全 大動脈閉鎖不全 大動脈弁の開放 心腔内のもやもやエコー/血栓 上行大動脈基部の血栓 カヌラの位置確認 心囊液貯留 下大静脈径と呼吸性変動
PCPSからのウィーニング時	左室駆出率 左室流出路での速度時間積分値（VTI） 僧帽弁輪収縮期運動速度s'（側壁側） 右室サイズと右心機能 三尖弁逆流と右室収縮期圧

1章 心機能・計測・心不全

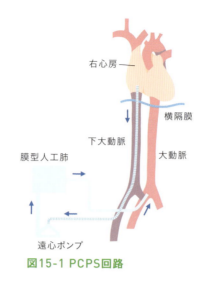

図15-1 PCPS回路

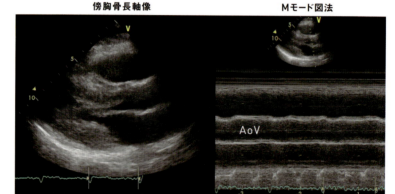

図15-2 PCPS挿入直後症例

めに使えないなど、ほかの方法での心拍出量測定が当てにならないため、心エコーによるモニタリングは重要です（表15[1]・図15-1）。

まず重要なのは、大動脈弁の開放を観察することです。PCPSの場合、逆行性の大動脈血流が左室から拍出される血流と競合しています。著明な心機能低下を認める例では、PCPSに自己心からの拍出が負けて自己大動脈弁の開放が十分にみられなくなります（図15-2・3）。さらには逆行循環がみられることもあり、ドプラを用いた評価が重要です

（大動脈弁が閉じていると上行大動脈基部に血栓を形成することもあり、注意が必要です）[2]。

　自己心機能が改善するにつれ、自己大動脈弁の開放が心拍動に合わせてしっかりみられるようになります。これはウィーニング（weaning）の際にもひとつの参考となるので、心エコーを用いて評価します（図15-3・4）。Mモード法が有用で、ET（ejection time）の評価も可能となりますが、時に評価を誤ること（"false" AV opening）もあり、断層像も併

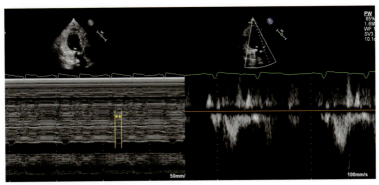

ET　150 msec
corrected ET　150/0.84＝179msec＜200
ET/PEP＝180/140＝1.3＜2.0
PEP/ET＝140/180＝0.78＞0.43

図15-3　PCPS挿入症例：PCPS挿入直後

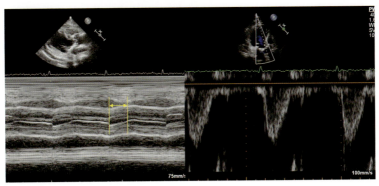

ET　260 msec
corrected ET　260/0.9＝289msec＞200
ET/PEP＝3.7＞2.0
PEP/ET＝0.27＜0.43

図15-4　PCPS挿入症例：回復期

用して評価することが重要です。

　次に心室のサイズ・容積や壁運動、動きを評価します。両心室機能の観察を連続して行うことで早期に心機能回復をみることができます。しかし、このとき補助循環が導入された方に対して、通常と同じように左心駆出率（LVEF）やFSなどを用いて心機能評価を行うことには注意が必要です。なぜならばPCPS挿入下では、右房脱血、大腿動脈送血となっており（図15-1）、左室の後負荷は増え、前負荷は減っています。そのため、心室拡張期圧、拡張末期容積や心房圧が不十分で、LVEFは低下していると考えられるからです。弁膜症の評価ももちろんこの影響を受けますので、そのときの負荷の状態を考慮して評価を行う必要があります。PCPSのflowを落とした状態に調節して行います。

　心機能の改善は、例えばPCPSのflowを1〜2L/minに落とした状態で右室の拡大をきたすことなく両心室の収縮が改善していることでわかります。

　心室壁厚や心囊液、血栓の有無なども評価します。もやもやエコーの存在は血栓形成のハイリスクであることを意味します。以前の検査時と同一断面・条件で検査を行い比較して評価することも重要です。

PCPSのウィーニング

　PCPS補助下では常に重篤な合併症がおこりうるので、心機能回復のサインがあれば可能な限り早くPCPSからのウィーニングを考慮します。ウィーニングのやり方は施設によって大きく異なり、明確に定義されたものはありません。これは心室の動きの改善と大動脈弁の開放が安定してみられるようになることで判断します（前述）。PCPS補助下にも脈圧が得られ、低心拍出量症候群（LOS）や肺うっ血の所見がまったくない場合には自己心の機能が回復している可能性が高いです。

　遠心ポンプの流量を徐々に下げて補助流量を減少させ、流量を1から1.5L/min程度まで落とした状態で（ある程度の左室径が得られるところ）、体血圧、肺動脈圧、中心静脈圧、自己心拍出量などの循環動態を観察します。同時に心エコーを用いて心室径、駆出率、弁逆流の変

化を観察し、心機能の回復度合いを評価します。壁運動を評価し収縮能の回復度を判断します。

その他の指標として、
- 左室流出路でのVTI＞10
- 左室駆出率＞20～25％
- 僧帽弁輪収縮期運動速度（側壁側）s'＞6
- 大動脈弁のET (ejection time) /PEP (preejection time) ＞2
- corrected ET＞200msec
- 下行大動脈での血流方向（下肢に向かう血流の出現；ドプラ法）

などの報告もありますが[1,3]、統一されたものはないようです。

経過中に肺高血圧や僧帽弁逆流や心拡大などの悪化がみられないか注意します。もちろん心エコー図だけでなく、臨床的に他の指標や血行動態、基礎疾患などを総合判断して行う必要があるのはいうまでもありません。

■ ウィーニングの目安（例）[1,4]

- 収縮期血圧80mmHg以上
- 心係数2.2L/min/m^{2}以上
- S$\bar{v}$O$_2$正常範囲
- PaO$_2$、PaCO$_2$正常範囲
- PCWP、CVPの上昇がない

　ほか、基礎疾患、合併症なども考慮

ギモンのもう一歩先へのアドバイス

大動脈内バルーンポンピング

　IABPのアシスト比を1:1から1:2、1:3などに下げてaugmentation後の心拍で、ドプラ計測によるTVIまたはSVが大きく、そのほかの心拍でTVIまたはSVが小さいことを参考にしたりします。また、実際に冠動脈血流が増加する様子も、ドプラ心エコー図法を用いて評価することが可能です[5]。

引用・参考文献
1) Douflé, G. et al. Echocardiography for adult patients supported with extracorporeal membrane oxygenation. Crit Care. 19, 2015, 326.
2) Stainback, RF. et al.; American Society of Echocardiography. Echocardiography in the Management of Patients with Left Ventricular Assist Devices: Recommendations from the American Society of Echocardiography. J Am Soc Echocardiogr. 28(8), 2015, 853-909.
3) Nakatani, T. et al. Practical assessment of natural heart function using echocardiography in mechanically assisted patients. ASAIO Trans. 37(3), 1991, M420-1.
4) 佐々木勝教ほか. 4.VA ECMO-Part2.施行中の管理方法. 特集ECMO. INTENSIVIST. 5(2), 2013, 383-90.
5) Takeuchi, M. et al. Enhanced coronary flow velocity during intra-aortic balloon pumping assessed by transthoracic Doppler echocardiography. J Am Coll Cardiol. 43 (3), 2004, 368-76.

（麻植浩樹）

第 2 章

弁膜症

ギモン 16

ギモンレベル ■■■

大動脈弁にひも状のエコーが付着している例があります。これはなんですか？鑑別診断についても教えてください。

　心エコー機器の画質の向上は目覚ましく、弁に付着する細いひも状の構造物が経胸壁心エコーで明瞭に描出されるようになってきました。ひも状のエコーというのは、valve strandやランブル疣贅と呼ばれる構造物だと思われます。ひも状というか、糸状の構造物のため、もともとは経食道心エコーでのみ診断される構造物だったようです。径は1mm以下、長さは1～10mm程度で、ひとつもしくは複数で弁の先端部分（弁尖の閉鎖ライン）に付着しています。高齢者に多く認められ、肥厚や石灰化のある弁に付着していることが多いです。大動脈弁に最も多く認められますが、これは大動脈弁尖が最も強いストレスにさらされる弁だからではないかと考えられています。次いで僧帽弁と、左心系に多く認められますが、右心系の弁や人工弁にも付着します。付着部位は弁尖の接合部ですが、大動脈弁の左心室側、僧帽弁の左心房側に付着する頻度が高いと報告されています。

鑑別診断

　ランブル疣贅は、最も鑑別が難しい構造物のひとつです。鑑別すべき疾患としては、乳頭状線維弾性腫や感染性心内膜炎などが挙げられます。乳頭状線維弾性腫は心内膜から発生する無血管性の腫瘍で、ランブル疣贅同様、高齢者に多く認められます。組織学的には、結合組織を核とし表面は内皮で覆われたゼラチン質のひも状の構造物です。弁尖に付着することが多いですが、ランブル疣贅と違って弁尖の接合部に付着することはあまりありません。ランブル疣贅よりもサイズが大きく、形状は球形に近いふわふわした形状（磯で揺れるイソギンチャク様）で茎を有することも多いです。乳頭状線維弾性腫は塞栓源となる可能性があるため、外科的切除が推奨されます。

　感染性心内膜炎の疣腫は、辺縁が不整で弁の機能不全を伴うことが

多いことが鑑別点になります。弁の機能不全を伴わない場合は、形状の違いだけで鑑別するのは困難であることが多く、感染性心内膜炎を疑わせる臨床所見の有無や構造物の経時的変化も併せて判断する必要があります。感染性心内膜炎治癒後の疣腫との鑑別となると、さらに困難となります(図16)。全身性エリテマトーデスに合併するLibman-Sacks心内膜炎も弁尖の接合部に付着しますが、球形で無茎性、弁に固着している点などで鑑別が可能となります。

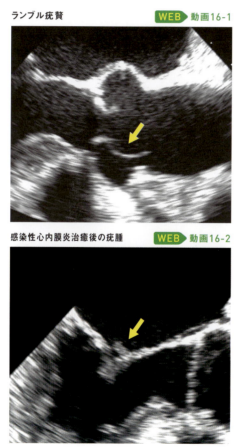

図16 ランブル疣贅と感染性心内膜炎治癒後の疣腫

> **ギモンのもう一歩先へのアドバイス**
>
> ## ランブル疣贅は塞栓症をおこすの？
>
> 　2014年に報告された21,000例を対象とした研究[1]では、脳梗塞などの塞栓症と関連があるとされています。しかしながら、ランブル疣贅の経過を追ってもサイズに変化がないとする報告や塞栓症と関連がないとする報告もあり、ランブル疣贅自体が塞栓源となっているのか否か、抗凝固療法の必要性など、まだまだ議論のあるところです。若年者で塞栓症を繰り返す例（その場合は弁尖の肥厚や石灰化は認めないのですが）には、治療介入が必要かもしれません。

引用・参考文献
1) Leitman, M. et al. Clinical significance and prevalence of valvular strands during routine echo examinations. Eur Heart J Cardiovasc Imaging. 15(11), 2014, 1226-30.

（平田久美子）

ギモン 17

大動脈二尖弁の診断について教えてください。典型例はいいのですが、三尖で一部の交連が硬化変性して癒合しているのか、その部分が raphe なのかの判断はどのようにすればいいでしょうか?

ギモンレベル ■■■

まずは、大動脈二尖弁典型例の特徴を挙げてみます。
① 短軸像での観察で、各弁葉(leaf let)または洞(cusp)の大きさに差があり、交連がはっきりしない
② 長軸像での観察で、収縮期に弁のドーミングがみられる(図17-1)
③ 上行大動脈の拡張所見がある(図17-1)
④ 若年であるが、弁の硬化が強い。もしくは、大動脈にはみられない石灰化が大動脈弁に強い

これらの特徴がひとつでもあれば二尖弁を疑うべきですが、ない場合は三尖の可能性が高いかもしれません。とくにraphe以外にも石灰が強く判別しにくいような場合は、さらに三尖の可能性が高くなります。鑑別診断が必要な場合は、他のmodalityを使用することを考えてもよいかもしれません(図17-2)。

経食道心エコー図では超音波ビームが経胸壁心エコー図とは逆から入りますので、石灰化でのアーチファクトが回避できる場合があります。交連はrapheよりも高位にあるため、石灰化の高度な部分より少

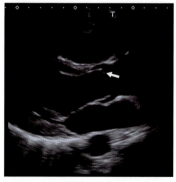

図17-1 大動脈二尖弁症例の傍胸骨アプローチ左室長軸像
収縮期に弁葉がドーム状に開放(矢印)するのが観察できる。また、バルサルバ洞および上行大動脈弁の拡大所見などの特徴的所見もみられる。

し高いレベルの大動脈弁短軸像を観察することにより、三尖に見えていたものが二尖であることがわかる場合もあります(図17-3)。また、最近は心電図同期で造影CT検査を行うことで、詳細な弁の観察が可能です。

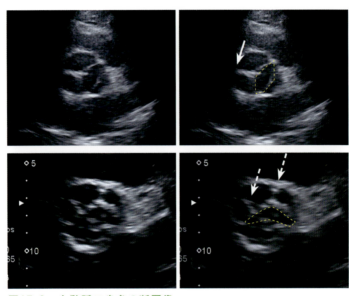

図17-2　大動脈二尖弁の断層像
上図は右冠尖と無冠尖が癒合した二尖弁症例で、比較的raphe(矢印)がわかりやすく弁口のトレースも迷いなくできる。一方、下図ではraphe様の高輝度エコー(破線矢印)が2つ観察され、石灰化のため弁口の同定が困難であった。

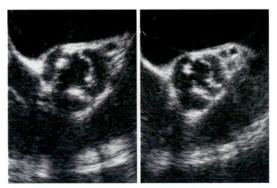

図17-3　一見、三尖様に見えたが(左)、少し高い位置で観察すると(右)、二尖であることが判明

(大西哲存)

ギモン 18

大動脈二尖弁例で、トレースで得られた弁口面積と、連続の式で得られた弁口面積が食い違うことがあります。二尖弁の重症度評価に際して、注意すべきことを教えてください。

ギモンレベル ■■■

2章 弁膜症

　大動脈二尖弁の場合、断層心エコー法で弁口面積をトレースするのには普段以上に注意が必要です。つまり、二尖弁は収縮期に弁腹が大きく大動脈側に迫り出してドーム状になっています。このドームの先端部の最も狭い弁口を描出しなければ、本来の重症度は評価できません。一見画像がクリアに見えていても、ドーム状の弁腹の中腹あたりで断面を切ると、大きな弁口面積として評価してしまうからです（図18）。また、弁口の先端がエコービームと平行に入らない場合は、最

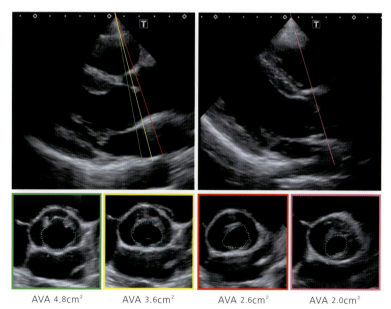

AVA 4.8cm²　　AVA 3.6cm²　　AVA 2.6cm²　　AVA 2.0cm²

図18　描出断面による大動脈弁口面積の変化
弁口が最も小さく見える画像を記録するため、拡張期には弁が描出されず、収縮期のみに弁口が観察できる断面を探す。本例の場合、通常の肋間からのアプローチ（左）よりも一肋間おろした断層像（右）のほうがより小さい弁口面積が計測できた。

小弁口が描出できないので、長軸像で先端の位置を確認しておくことも必要です。探触子を置く肋間を変えることで解決する場合もありますが、どうしようもない場合もあります。

　したがって、とくに断層像でトレースした弁口面積よりも連続の式で算出した弁口面積のほうが小さいという場合は、"連続の式"を重視したほうがいいといえます。逆に、断層像でトレースした弁口面積よりも連続の式で算出した弁口面積のほうが大きい場合は、最大速度を示す連続波が撮れていないか、左室流出路で測定した一回拍出量が多い可能性があります。前者の場合、右側臥位で最大速度を得られることがあります。後者の場合、右室流出路でも一回拍出量を記録し比較してみてください。

（大西哲存）

ギモン 19

pressure recoveryってなんですか? 臨床上、問題となることはありますか? どのように評価すればいいですか?

pressure recoveryとは?

　大動脈弁狭窄症例で、ドプラ心エコー法で得られた大動脈弁圧較差と、心臓カテーテル検査で得られた圧較差に食い違いがみられた経験はありませんか? その原因の1つに、pressure recoveryという現象があります。

　狭小化した弁口を血流が通過すると、弁口から少し下流に血流が収束し、その部分を縮流部(vena contracta:VC)といいます(図19-1)。血流が大動脈弁を通過する際、縮流部で運動エネルギー(流速)が最大になり位置エネルギーが運動エネルギーに変換されるため静水圧が最低となり、縮流部を通過後、流速は低下し、運動エネルギーが位置エ

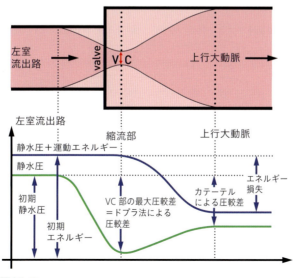

図19-1　pressure recovery

ネルギーに代わり静水圧が再上昇します。このように縮流部以遠で圧が上昇することを、pressure recovery といいます (図19-1)。

心エコードプラ法とカテーテル検査の違い

上行大動脈が図19-2aのように拡大している場合は、ジェットと血管壁の間に渦流が生じ、運動エネルギーの一部は熱や振動に変換されて失われる、つまりエネルギー損失が大きいためpressure recovery は小さくなり、逆に図19-2bのように上行大動脈径が小さい場合は、エネルギー損失が少ないため、pressure recovery が大きくなります。心エコードプラ法とカテーテル検査では圧較差を計測している場所が異なり、ドプラ法で計測する圧較差は縮流部での圧較差であり、カテーテル検査で引き抜き圧により求めた圧較差は、縮流部よりも遠位部、つまりpressure recovery がおこってからの圧との差になるため、当然ドプラ法で求めた圧較差のほうが大きくなるわけです。圧較差と通過血流量から大動脈弁口を算出するため、ドプラ法で求めた弁口面積のほうが小さくなります。

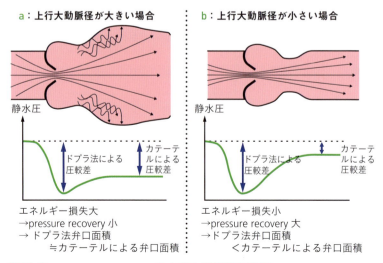

図19-2 pressure recoveryと上行大動脈径の関係

弁口面積の補正の必要性とその方法

　実際に縮流部の断面積を正しく表しているのはドプラ法で得られた弁口面積ですが、pressure recovery後の圧較差のほうが、左室にかかる負荷を正しく表している、という物理学的な根拠から、大動脈弁狭窄症の手術適応を考える際の弁口面積は、pressure recoveryを考慮して、ドプラ法の弁口面積を補正しなければならないと考えられています。

　補正式は、ELCo（pressure recoveryを考慮した弁口面積）＝ドプラ法で求めた弁口面積×AA／（AA－ドプラ法で求めた弁口面積）で表されます。AAはSTJの径から求めた上行大動脈の断面積です。補正式からもわかるように、弁口面積が上行大動脈径に比して非常に小さい場合は、この乖離は小さく問題となりません。したがって、上行大動脈径が細く、そしてドプラ法による弁口面積がそんなに小さくない場合（0.8cm^{2}以上）に問題となります。弁口面積が1.0cm^{2}以上では基本的に手術適応にはならないし、0.7cm^{2}以下では、大きな乖離がみられないことが多く、最も問題となるのはドプラ法による弁口面積が0.8〜0.9cm^{2}のちょうど手術適応の境界領域にある症例であり、このような場合、上行大動脈径も考慮に入れ、他の検査法なども併用して考える必要があります。

ギモンのもう一歩先への アドバイス

それぞれの方法の計測誤差も考えよう

　心エコードプラ法による弁口面積の計測には、左室流出路径、左室流出路血流速、大動脈弁通過血流速の3つの計測が必要で、それぞれに誤差要因があります。pressure recoveryの補正式を用いる場合は、さらに上行大動脈径の計測が加わります。一方、カテーテル検査のGorlinの式による弁口面積計測にもいくつかの誤差要因があります。例えば、大動脈弁を通過する血流としてスワンガンツカテーテルで計測した心拍出量を代用しますが、大動脈弁逆流を合併する症例など心拍出量＝大動脈弁通過血流量ではない症例では大きな誤差となりますし、スワンガンツカテーテルによる心拍出量の計測自体、1割程度の誤差があります。通常の臨床ではwater-filled法で圧を測定しますが、pressure recoveryに関する多くの論文はin vitroでのデータや、ミラーカテーテルを用いたデータであり、これらが臨床の場で正確に当てはまるのかには疑問が残ります。

　臨床の場では、理論式よりもむしろそれぞれの計測における誤差の影響のほうが大きいのです。pressure recoveryを考慮した補正式に当てはめることよりも、pressure recoveryという現象を知っておくことが重要で、連続の式によって得られた値が臨床的に合致しない場合、手術適応の境界症例などでは、自分の計測値を見直したうえで、他の方法、つまり、断層像からのトレースによる弁口面積、断層像における石灰化の程度や弁尖の動きなど見た目の印象、心肥大の程度や心内圧の評価、以前の検査との比較などを行って評価し、総合的に判断する必要があります。どうしても心エコー図検査のみでは確定できない場合は、心臓カテーテル検査による計測もひとつの方法として考慮していいものと考えています。

（泉 知里）

ギモン 20

<mark>弁置換術後</mark>例で、弁近辺にキラキラした粒状のエコーがみられることがあります。これはなんですか？ 鑑別診断、病的意義についても教えてください。

ギモンレベル ■■■

<mark>人工心臓弁</mark>を有する症例の心エコー図検査で、左室内を移動する高輝度の点状エコーを検出することがあります。これは血液中に出現した一過性の微小気泡（microbubble）と考えられ、<mark>キャビテーション気泡</mark>と呼ばれています（図20）。

僧帽弁置換術でより多くみられるのは、弁の閉鎖速度が僧帽弁より速いからで、収縮期に僧帽弁位の人工弁が閉鎖したときに生じた微小気泡が拡張期に左室に流入してきたものをみているといわれています。左房でみられるもやもやエコーと違って、血液のうっ滞をみているわけではなく、人工弁機能不全を意味するものではありません。現在のところ、病的意義はないとされています。

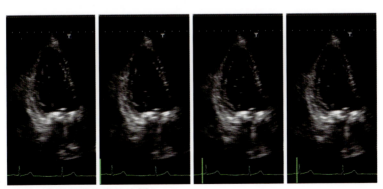

図20　僧帽弁置換術後症例
心尖部アプローチ左室長軸像での観察において、左室内腔に流入するバブル様の浮遊物が確認できる。

（大西哲存）

ギモン 21

僧帽弁置換術後の僧帽弁逆流の評価方法を教えてください。

ギモンレベル ■■■

　僧帽弁置換術後の僧帽弁逆流は、時に再手術を余儀なくされる重篤な例があります。新たな心雑音の出現や心不全症状の急激な増悪を認めた場合、人工弁機能不全の有無について心エコー評価が必要です。

僧帽弁置換術後の僧帽弁逆流の原因

　人工弁は機械弁と生体弁に分類されます。生体弁は、機械弁に比して耐久性に劣り経年的に劣化するため、人工弁機能不全を生じる可能性が高くなります。病的な人工弁逆流を生じる原因としては、血栓弁、

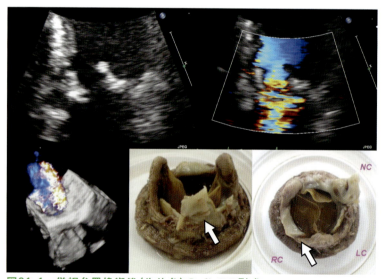

図21-1　僧帽弁置換術後（生体弁）のパンヌス形成
80歳代、女性。僧帽弁置換術後、心不全を発症し入院。新規の全収縮期逆流性雑音を聴取。心エコーにて、重症の経弁逆流（上段右図は経胸壁心エコーによる描出 WEB 動画21-1、下段左図は3D経食道心エコーによる描出 WEB 動画21-2）を認めたため再手術となった。左房側の弁輪から三尖ともにパンヌス（白矢印）が伸びており、開閉を制限していた。左室側にもパンヌスが認められた。

パンヌス形成（図21-1・WEB 動画21-1・2）、人工弁位感染性心内膜炎、生体弁の経時的劣化、縫着部の離開（dehiscence）（図21-2・WEB 動画21-3〜7）などがあります[1]。血栓やパンヌスが形成されると弁の開閉が制限され、病的逆流や人工弁の通過障害を生じます。生体弁の劣化による逆流の多くはcuspの裂け目（cuspal tear）によるものです。

僧帽弁置換術後の僧帽弁逆流のエコー診断

まずBモード上、人工弁と周囲組織を十分に観察します。着目ポイントは、①弁座の動揺の有無（ある場合、その部位に弁周囲逆流が生じる可能性を考える）、②機械弁（2葉弁）の場合、それぞれのディスクの開放角に差がないか（ある場合、血栓やパンヌス形成などによる開閉制限の可能性を考える）、③生体弁の場合、弁葉の肥厚や逸脱の有無（ある

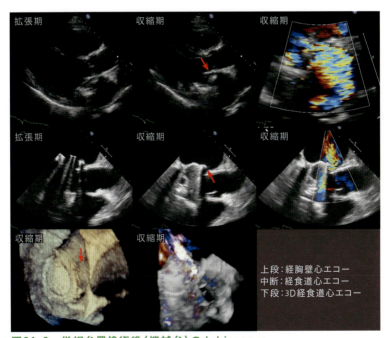

図21-2　僧帽弁置換術後（機械弁）のdehiscence
60歳代、男性。僧帽弁置換術後、心不全と溶血性貧血を発症し入院。心エコーにて、人工弁のdehiscence（赤矢印）と重症の弁周囲逆流を認めたため、再手術となった。弁の前方から内側にかけて2/3周にわたり離開していた（WEB 動画21-3〜7）。

場合、弁劣化による経弁逆流が生じる可能性を考える)、④異常構造物(疣腫など)の付着や弁周囲膿瘍の有無です。十分に観察したのち、カラードプラを用いて逆流ジェットを描出し、逆流の部位や重症度を診断します。機械弁では、生理的に軽度の経弁逆流(trans-valvular leakage)がみられます。一方、弁周囲逆流(para-valvular leakage)は全て病的逆流です。逆流の重症度は、カラードプラ逆流面積の大小、人工弁の構造的異常の有無を参考に評価します(自己弁で用いる定量的指標は人工弁における検証がなされていません)[2]。しかし、アーチファクトにより弁逆流の詳細な観察が困難な例は少なくありません。そのため、連続波ドプラ法を用いた弁通過最高血流速度や圧半減時間(pressure half time:PHT)による人工弁の機能評価を併せて行います。人工弁の機能評価にあたっては、使用した弁の種類、サイズ、置換した弁位により正常範囲とされる数値が異なるため、まずそれらの情報を確認します。そのうえで上記の所見と術直後の所見を比較することにより、人工弁機能不全の診断を進めていきます。僧帽弁付近の観察は経胸壁心エコーでは困難な場合が多いため、必要に応じて経食道心エコーによる評価を行います。機械弁のディスクの開放制限を疑った場合、弁透視も診断に有用です。

ギモン解決のためのテクニック

連続波ドプラ法による人工弁機能不全の診断

人工弁機能不全による弁狭窄、逆流いずれの場合も、連続波ドプラ法による弁通過血流速度は速くなります。僧帽弁位で2m/sec、大動脈弁位で3m/sec以上の場合、異常ありと判断します[2]。さらに僧帽弁位の人工弁機能不全の診断では、PHTが参考になります。弁狭窄が進行するとPHTは延長し、弁逆流が重症になると、相対的な弁通過血流量増大や左室拡張末期圧上昇によりPHTは変動します。それぞれ、術直後の値との比較が人工弁機能不全の診断に有用です。

引用・参考文献

1) Nishimura, RA. et al. 2014 AHA/ACC Guideline for the Management of Patients With Valvular Heart Disease: a report of the American College of Cardiology/American Heart Association Task Force on Practice Guidelines. Circulation. 129, 2014, e521-643.
2) Zoghbi, WA. et al. Recommendations for evaluation of prosthetic valves with echocardiography and doppler ultrasound: a report From the American Society of Echocardiography's Guidelines and Standards Committee and the Task Force on Prosthetic Valves, developed in conjunction with the American College of Cardiology Cardiovascular Imaging Committee, Cardiac Imaging Committee of the American Heart Association, the European Association of Echocardiography, a registered branch of the European Society of Cardiology, the Japanese Society of Echocardiography and the Canadian Society of Echocardiography, endorsed by the American College of Cardiology Foundation, American Heart Association, European Association of Echocardiography, a registered branch of the European Society of Cardiology, the Japanese Society of Echocardiography, and Canadian Society of Echocardiography. J Am Soc Echocardiogr. 22, 2009, 975-1014;quiz 1082-4.

（飯野貴子）

ギモン 22

「prolapse」「flail leaflet」「billowing」「Barlow」など変性僧帽弁閉鎖不全例では多数の用語があり混乱します。これらの定義、典型的な所見などを教えてください。

ギモンレベル ■■■

　僧帽弁閉鎖不全に対する手術手技が飛躍的に発達し、僧帽弁形成術が主に行われるようになったために、その病態や成因を明らかにすることが必須であるといえます。そのためには、僧帽弁の弁尖のみならず、左室・乳頭筋・腱索・弁輪・左房を含む僧帽弁複合体（mitral complex）の異常・機能不全について、詳細に観察する必要があります[1, 2]。

　僧帽弁逸脱については、もともとその診断が聴診や造影検査で行われてきたこともあり、厳密な定義がされていないものもあります。

prolapse（逸脱）とは？

　僧帽弁弁尖のいずれかの部分が、subaortic curtainを除いた弁輪レベルのラインを越えて、収縮期に左房側に偏位することと定義されます[3, 4]（図22-1）。

　弁輪は鞍状になっているため、痩せている健常人などで前尖がたわ

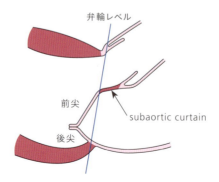

図22-1　僧帽弁輪レベル
僧帽弁輪のラインを示す。subaortic curtainの存在に注意が必要である。

んだりして左房側に反ってみえることもありますが、これはprolapseと区別することが必要です。

prolapseは次のように大きく分けられます(図22-2[2]・3)。
① flail：弁先端は弁輪面より左房側
② billowing with prolapse：反りかつ弁先端は弁輪面より左房側
③ billowing without prolapse：billowingを認めても弁先端の逸脱を認めないもの、反っているが弁先端は弁輪面より左室側

flailとは？

僧帽弁の弁尖先端が対側弁尖との接合を失い、支えを失って左房側へ翻っているものを、flailといいます(図22-2[2]・3)。これは腱索断裂でみられることが多いですが、腱索の延長が著明な場合や心筋梗塞の乳頭筋断裂の際にも認められます。

billowingとは？

僧帽弁が弁輪面を越えて左房側に反っているが先端は対側ときちんと接合しているもののことを、billowingといい(図22-2[2]・3)、こちらは弁尖自体の変性（腱索の延長）による逸脱例に多いとされます。これ

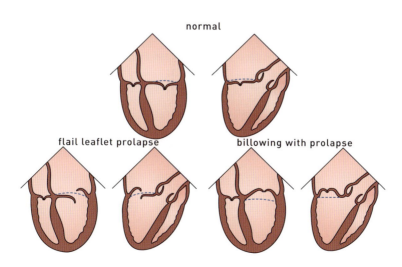

図22-2　僧帽弁逸脱の種類(文献2より引用改変)

はまた、①billowing with prolapse（反っておりかつ弁先端が弁輪面より左房側）、②billowing without prolapse：反っているが弁先端は弁輪面より左室側、に分けられます(図22-2[2]・3)。

また、Carpentierは、術中の肉眼的所見から、次の2つに分類しています(図22-4)。
①FED (fibroelastic deficiency)：弁尖の変化は乏しいが、腱索の断裂や延長に伴い逸脱が生じる場合
②Barlow病：弁や腱索が粘液腫様変性（myxomatous change）によって

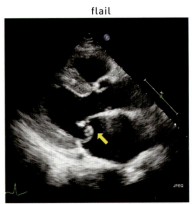

傍胸骨左室長軸断面でP2の逸脱を認めた。

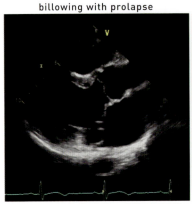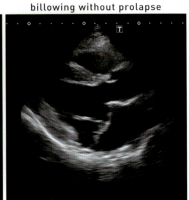

図22-3　僧帽弁逸脱の種類（症例）

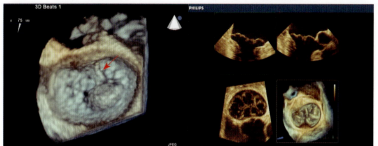

腱索断裂（赤矢印）を認める。
図22-4　リアルタイム3D経食道心エコー図:surgeon's view

延長し、弁全体が落ち込み逸脱する場合
　しかし、これらの変化は局所に認められる例もあり、どの程度であればBarlow病だ、といった定義はないために、その鑑別が困難な例もあります。

器質性の僧帽弁閉鎖不全症で検討すべきことは？

　まとめると、器質性の僧帽弁閉鎖不全症を認めた場合は、その病態と成因を明らかにするために、僧帽弁複合体のどの部位にどのような異常があるのかを詳細に検討することが重要です。
・逸脱（prolapse）があるかどうか？
・逸脱の部位とその範囲：A1-3、P1-3
・逸脱の種類：flail or billowing？
・逸脱症の分類：FED or Barlow？
＋僧帽弁複合体のどこがどう変化しているか？

ギモン解決のテクニック

3D経食道心エコー図法を用いたMRの評価

　実際には、2D心エコーだけでは描出断面の違いや画質不良のために診断が困難なこともあります。複数の病変が同時に存在することもあり、病変の部位や範囲の同定、副病変の有無を知ることも重要です。すべての弁尖の落ち込みを評価できる単一断面はありませんので、通常の長軸断面だけでなく、複数の断面を用いて評価することが必要です。また、これらの評価には（3Dエコーを含めた）経食道心エコー図検査が有用です（弁膜症のガイドラインでもClass I）[1]。

　3Dエコーを用いることで得られた3D画像から任意の2D断面を切り出して、詳細な評価を行うことも可能です。心内構造をsurgeon's viewで観察し、外科医と循環器内科医が共通言語を用いてdiscussionすることも可能となります。僧帽弁閉鎖不全の評価においては非常に有用なツールといえます[5]。

引用・参考文献
1) Nishimura, RA. et al. 2014 AHA/ACC guideline for the management of patients with valvular heart disease: a report of the American College of Cardiology/American Heart Association Task Force on Practice Guidelines. 2014 AHA/ACC guideline for the management of J Am Coll Cardiol. 63(22), 2014, e57-185.
2) Shah, PM. et al. Current concepts in mitral valve prolapse--diagnosis and management. J Cardiol. 56(2), 2010, 125-33.
3) 渡辺弘之ほか. 僧帽弁疾患. 臨床心エコー図学. 第3版. 吉川純一編. 文光堂, 2008, 298-363.
4) Vahanian, A. et al. Guidelines on the management of valvular heart disease (version 2012): The Joint Task Force on the Management of Valvular Heart Disease of the European Society of Cardiology (ESC) and the European Association for Cardio-Thoracic Surgery (EACTS). Eur Heart J. 33(19), 2012, 2451-96.
5) Chandra, S. et al. Characterization of degenerative mitral valve disease using morphologic analysis of real-time three-dimensional echocardiographic images: objective insight into complexity and planning of mitral valve repair. Circ Cardiovasc Imaging. 4(1), 2011, 24-32.

（麻植浩樹）

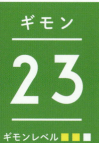

ギモン 23

僧帽弁通過血流速の圧半減時間（PHT）を計測する際の注意点を教えてください。PWとCWのどちらで計測するべきでしょうか？

ギモンレベル ■■□

僧帽弁口面積（MVA）を推定するためのPHT（pressure half time）は、1979年Hatleらの25例のリウマチ性僧帽弁狭窄症（MS）によって報告されました。PHTは、僧帽弁通過血流波形の拡張早期の最大血流速度が$1/\sqrt{2}$（＝0.7）になるまでの時間に相当します。本論文では、PHTはカテーテルで算出した僧帽弁口面積と逆相関することが報告され、その結果として弁口面積が2.0cm²以下の症例では、220/PHTとすることでMVA推定式として導きだされています。

PWとCWどちらで計測？

PHT法は技術的にも簡便であり、再現性も比較的よいため広く用いられています。PHT法の計測において、僧帽弁狭窄症ではパルス（PW）ドプラ法で計測できる限界よりも速い流速を計測しなければならないことが多いため、連続波（CW）ドプラ法を用いるほうが便利です。ただし、PWドプラ法でも流速プロファイルが記録できる軽度の僧帽弁狭窄の場合には、PWで得られた波形からPHTを計算することは可能です。事実、Hatleらも僧帽弁口部の流速が1.7m/s以下の場合はPWドプラ法を、それより速い場合はCWドプラ法を用いて血流速度波形を記録し、PHTを計測しています。

PHT法の問題点

Hatleらの報告ではPHT法の限界として、正常僧帽弁や軽度僧帽弁狭窄症など弁口面積が1.5cm²以上では、カテーテルでの弁口面積と乖離がみられ、適用外であるとの記載があります。

その他にも、PHT法による評価が困難な場合があります。僧帽弁狭窄症では、左房から左室への流入血流が障害されており、PHT法はこのことを反映した結果であると考えられます。しかし、左室流入

表23 PHT法に影響を与える因子

PHT	延長	短縮
僧帽弁口面積	過小評価	過大評価
僧帽弁狭窄症の重症度	過大評価	過小評価
要因	中等度以上の僧帽弁閉鎖不全症 拡張早期の左房圧上昇 左室弛緩障害 高心拍出状態 徐脈	中等度以上の大動脈弁閉鎖不全症 左室拡張末期圧上昇 左室コンプライアンス低下 左房コンプライアンス低下 低心拍出状態 頻脈

血流は、左房のコンプライアンス、左室の拡張能、左房圧などにより規定されるため、僧帽弁狭窄以外にこれらの要因がある場合ではPHT法は適応となりません。中等度以上の大動脈弁逆流、さらに心拍数によっても影響を受けます。PHT法においてMVAが過大評価・過小評価される具体的な要因を、表23にまとめました。以上のように、リウマチ性MSに対しては、PHT法は有用ですが、いくつかの問題点があることを知ったうえで、評価する必要があります。

一方、僧帽弁形成術後ではPHT法によって算出されたMVAは、連続の式で求めたMVAと相関しないとの報告があります。術中に3D経食道心エコーで計測した解剖学的弁口面積とPHT法が乖離するとの報告もあり、僧帽弁形成術後のMVA評価にPHT法は適応となりません。理由として、僧帽弁形成術後では、MVAは1.5cm^{2}以上となっている可能性や、僧帽弁形成術式の違いなどが要因であると考えられます。本論文でも述べられているように僧帽弁形成術後においては、連続の式での算出が適していると思われます。ただし、連続の式でのMVA算出は中等度以上の大動脈弁逆流や僧帽弁逆流がある場合には使用できず、計測測定項目が多いため心房細動などでは計測誤差要因となり注意が必要です。

同様に、人工弁置換術後や僧帽弁輪石灰化による僧帽弁狭窄症などでは、PHT法によるMVA算出は行わないほうがよいと報告されています。これはPHT法が、そもそもリウマチ性MS症例で導き出された経験式であることを考えると、当然のことと考えられます。

ギモンに隠れたピットフォール

PHT法計測の実際

　僧帽弁狭窄症におけるPHT法の計測は、心尖部アプローチでカラードプラ法による僧帽弁通過血流方向と、超音波ビームが平行となる断面を設定し僧帽弁を通過する最大血流速波形を記録します。PHTは僧帽弁通過血流速波形において、拡張早期の頂点から下降する波形の傾きに沿ってカーソルを設定することで算出されます。現在、多くの超音波装置にある自動計測ツールを用いることで、可能となっています。ドプラ波形において拡張早期波に突出するピーク波がある場合には、その部分を除いて拡張中期の傾きに沿ってカーソルを設定し計測します（図23）。

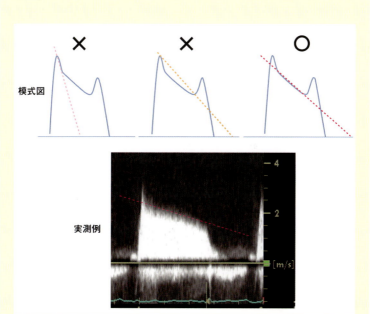

図23　MVA算出における左室流入血流速波形からのPHT法計測法
僧帽弁狭窄症におけるPHT法の計測では、ドプラ波形において拡張早期波に突出するピーク波を除いて拡張中期の傾きに沿ってカーソルを設定し計測する。心房細動例では5心拍以上のPHTを計測し平均する。拡張早期から拡張中期までの傾きが得られる十分な拡張時間の心拍を選ぶことが大切である。

引用・参考文献

1) Nakatani, S. et al. Value and limitations of Doppler echocardiography in the quantification of stenotic mitral valve area: comparison of the pressure half-time and the continuity equation methods. Circulation. 77, 1988, 78-85.
2) 吉川純一編. 臨床心エコー図学. 第3版. 文光堂, 2008.
3) 増田喜一ほか編. 心臓超音波テキスト. 第2版. 医歯薬出版, 2009.
4) Hatle, L. et al. Noninvasive assessment of atrioventricular pressure half-time by Doppler ultrasound. Circulation. 60, 1979, 1096-104.
5) Chad, MH. et al. Mitral valve area by the pressure half-time method does not correlate with mean gradient in mitral valve repair patients. European Journal of Echocardiography. 12, 2011, 124-30.
6) Kang, WS. et al. Determination of mitral valve area with echocardiography, using intra-operative 3-dimensional versus intra- & post-operative pressure half-time technique in mitral valve repair surgery. J Cardiothorac Surg. 8, 2013, 98.
7) Zoghbi, WA. et al. Recommendations for evaluation of prosthetic valves with echocardiography and doppler ultrasound. J Am Soc Echocardiogr. 22, 2009, 975-1014.
8) Gonzalez, MA. et al. Comparison of two-dimensional and Doppler echocardiography and intracardiac hemodynamics for quantification of mitral stenosis. Am J Cardiol. 60, 1987, 327-32.

(小谷敦志)

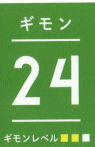

非リウマチ性MSってどんな疾患ですか？ 評価する際に、リウマチ性MSと異なる部分はありますか？

非リウマチ性MSとは？

　読んで字のごとく病因がリウマチ性ではない僧帽弁狭窄症（MS）が非リウマチ性MSです。わが国の「弁膜疾患の非薬物治療に関するガイドライン（2012年改訂版）」[1)]では"成人で見られるMSの病因はほとんどすべてリウマチ性と考えてよい。時に高度弁輪部石灰化に伴うもの、先天性MSに遭遇することもあるが稀である"と説明しています。Lungら[2)]の報告によると、MSの病因はリウマチ性（85.4％）が最大で、高度弁輪部石灰化に伴う退行変性性（12.5％）、先天性（0.6％）、炎症性（0.6％）と続きます。そのため、僧帽弁輪石灰化（MAC）が進展することにより、弁尖の可動性は比較的保たれるものの有効僧帽弁輪面積の狭小化や拡張期僧帽弁の可動制限を生じる退行変性性（degenerative）MSのことを非リウマチ性MSと表現することが多いです。近年、リウマチ性MS症例が減少している一方で、非リウマチ性MS（≒退行変性性MS）症例は高齢化の進行とともに増加傾向にあります。

非リウマチ性MSの重症度評価における注意点

　心エコーによるMS重症度評価において、リウマチ性MSと異なり注意を要する点があります。非リウマチ性MSでは、PHT法で算出された僧帽弁弁口面積（MVA）とプラニメトリ法で計測したMVAとの相関が低いことが報告されています[3)]。そもそも、PHT法はリウマチ性MS症例を対象に求められた経験則（計算式）ですから当然といえば当然です。また、高齢者、大動脈弁狭窄症例、高血圧症例を合併することが多い非リウマチ性MSは、左室コンプライアンスが低下していることが多いことも一因と考えられています。一方で、高度MACが病因である非リウマチ性MSではプラニメトリ法によるMVA計測

> ギモンのもう一歩先への **アドバイス**

非リウマチ性MSの予後

Pascaら[4]が、退行変性性MS患者1004例を対象に重症度と予後について報告しています。当然ながら重症退行変性性MSの予後は悪いですが、高齢者が多く併存疾患の多い退行変性性MS患者では、MSが中等症や軽症でも十分に予後が悪いことが明らかとなりました(図24)[4]。

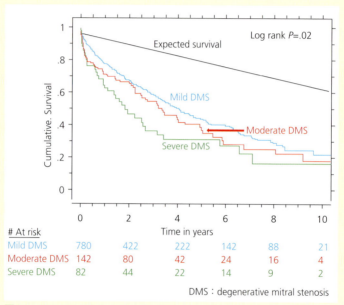

図24 Kaplan-Meier survival curves of patients with DMS as a function of its severity compared with expected survival for age- and gender-matched US population(文献4より引用)

が困難な症例も少なくないので、平均圧較差、連続の式、3D心エコー法などを用いてMS重症度を評価することも検討されていますが、現時点では確立されたMS重症度の評価方法はありません。

引用・参考文献
1) 日本循環器学会. 循環器病の診断と治療に関するガイドライン（2011年度合同研究班報告）. 弁膜疾患の非薬物治療に関するガイドライン（2012年改訂版）
http://www.j-circ.or.jp/guideline/pdf/JCS2012_ookita_h.pdf（2017年1月閲覧）
2) Lung, B. et al. A prospective survey of patients with valvular heart disease in Europe: The Euro Heart Survey on valvular heart disease. European Heart Journal. 24, 2003, 1231-43.
3) Mohammad, R. et al. Non-rheumatic annular mitral stenosis: prevalence and characteristics. Eur J Echocardiogr. 10, 2008, 103-5.
4) Pasca, I. et al. Survival in Patients with Degenerative Mitral Stenosis: Results from a Large Retrospective Cohort Study. J Am Soc Echocardiogr. 29(5), 2016, 461-9.

（和田靖明）

ギモン 25

僧帽弁弁尖の長さや弁輪径、tenting areaやcoaptation lengthなど、僧帽弁に関する計測の方法や基準値などについて教えてください。

ギモンレベル ■■■

僧帽弁形成術を見据えた僧帽弁複合体の形態評価

機能性僧帽弁閉鎖不全症（functional mitral regurgitation：FMR）に対して僧帽弁形成術を考慮した場合、心エコーによる僧帽弁複合体の形態的な評価が必要です。Tenting distance ≧ 10mm、tenting area ≧ 2.5cm^2、弁輪前後径 ≧ 37mm、乳頭筋間距離 ≧ 20mm、後尖角度（収縮中期の後尖と弁輪線がなす角度）≧ 45°で、弁形成術後のMRの再発が高率に認められるため、術前にこれらの因子の有無をチェックします[1]。

僧帽弁複合体の計測方法と基準値

以下に、計測方法と、過去の論文を参考にしたおおよその基準値を示します[2-5]。

まず、傍胸骨アプローチ左室長軸像で描出します（図25）。実際は、僧帽弁に関心領域をおいたズーム画像を用いると、より正確な評価が可能です。

拡張中期（僧帽弁尖最大開放時）に、

①僧帽弁尖長（基準値：前尖22 ± 5mm、後尖10 ± 3mm）

収縮中期に、

②**coaptation length**（基準値4.9 ± 3.8mm）：前尖と後尖が接合している長さ

③tenting distance（coaptation height、tethering distance、tenting heightなどと記述される場合があります）（基準値6.2 ± 1.5mm）：前後尖の接合ポイントから僧帽弁弁輪線までの距離

④**tenting area**（基準値1.1 ± 0.5cm^2）：僧帽弁輪のラインと僧帽弁尖に囲まれた面積

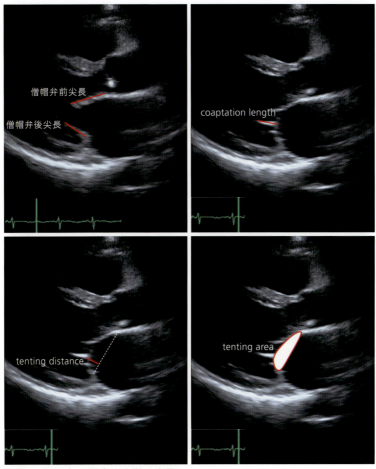

図25 僧帽弁に関する計測の実際

を計測します。

　さらに、傍胸骨アプローチ短軸像で拡張末期に、

⑤**乳頭筋間距離（基準値17.7 ± 4.8mm）** を計測します。

　最後に、心尖部アプローチで収縮末期に、

⑥<mark>僧帽弁弁輪径</mark>**（基準値：前後径26 ± 3mm、前外側 - 後内側径 37 ± 4mm）**
：四腔像で前後径を、二腔像で前外側 - 後内側径を計測します。

　僧帽弁弁輪径の計測時相についてですが、逆流量を算出する際は、拡張期（僧帽弁尖最大開放時）に計測します。一方、僧帽弁手術でのサイ

ジングに必要な径は収縮期のものです。上記は、僧帽弁形成術を見据えた心エコー評価を想定していますので、収縮期での計測になります。

　僧帽弁は経胸壁心エコーでアプローチするには最も距離が遠い弁であるため、より正確に形態的評価をするためには、経食道心エコーを施行すべきです。

> **ギモンのもう一歩先へのアドバイス**
>
> ## FMR発生にかかわる因子は多彩である
>
> 　FMR発生には、弁尖のテザリング、弁輪拡大に加え、乳頭筋機能も影響します。乳頭筋の収縮はFMRを増強します。逆に、乳頭筋機能不全では弁尖テザリングが軽減するため、FMRは軽減します。FMRの発生には、個々の症例により異なる複合的な要因がかかわっていることがわかります。さらに、FMRの重症度は、前負荷、後負荷に大きく依存し、ダイナミックに変化します。心不全の急性期や血圧上昇などの要因で逆流量は増え、全身麻酔下では逆流量は減少します。それぞれの症例の血行動態を把握したうえで、どのような要素がFMRの発生に寄与しているかを意識した僧帽弁複合体の形態的評価が望まれます。

引用・参考文献
1) Magne, J. et al. Preoperative posterior leaflet angle accurately predicts outcome after restrictive mitral valve annuloplasty for ischemic mitral regurgitation. Circulation. 115, 2007, 782-91.
2) Gogoladze, G. et al. Analysis of the mitral coaptation zone in normal and functional regurgitant valves. Ann Thorac Surg. 89, 2010, 1158-61.
3) Regeer, MV. et al. Mitral valve geometry changes in patients with aortic regurgitation. J Am Soc Echocardiogr. 28, 2015, 455-62.
4) Mihaila, S. et al. Quantitative analysis of mitral annular geometry and function in healthy volunteers using transthoracic three-dimensional echocardiography. J Am Soc Echocardiogr. 27, 2014, 846-57.
5) Sonne, C. et al. Age and body surface area dependency of mitral valve and papillary apparatus parameters: assessment by real-time three-dimensional echocardiography. Eur J Echocardiogr. 10, 2009, 287-94.

（飯野貴子）

ギモン 26

乾酪様僧帽弁輪石灰化とはなんですか？どのようにして形成され、エコーではどのようにみえますか？臨床的な意義はありますか？

ギモンレベル ■■□

2章 弁膜症

乾酪様僧帽弁輪石灰化とは？

乾酪様僧帽弁輪石灰化（caseous calcification of the mitral annulus：CCMA）は僧帽弁輪石灰化（mitral annular calcification：MAC）と称される病態のなかでも発生はまれであり、僧帽弁後尖弁輪に好発する心臓内腫瘤として報告されています。MACが急速に増大するとMAC内部で液状化壊死（liquefaction necrosis）をきたすことが知られており、CCMAはMAC内部が乾酪様変性したものと考えられています。

心エコー図所見（図26-1・WEB 動画26-1・2）

CCMAは僧帽弁輪部に付着する大きく丸い腫瘤としてみえ、音響陰影を引かない平滑な高エコー輝度構造物に囲まれ、その内部には液状化壊死を示唆するカラードプラで血流がみられない無エコー領域がみられます。

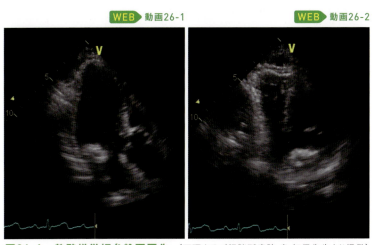

図26-1 乾酪様僧帽弁輪石灰化 （天理よろづ相談所病院 泉 知里先生より提供）

病理所見

間質へのカルシウム沈着やリンパ球と組織球の炎症性浸潤に囲まれた壊死性好酸球物質を含む領域がみられます。

calcified amorphous tumorとは?

一方で、MACと同様に僧帽弁輪にみられる腫瘤としてcalcified amorphous tumor (CAT) があります。CATは僧帽弁に限らず心臓四腔内のどこからでも発生する非腫瘍性腫瘤であり、変性した血液成分が慢性炎症性変化を背景として石灰化病変を伴っているものを指し、腫瘍に石灰化を伴ったものは含まないと定められています。高齢者や慢性腎不全患者に比較的合併頻度が高いとされ、脳梗塞、心不全の原因検索目的で施行された心エコー図検査を契機として偶発的に発見されることが多いようです。

心エコー図所見 (図26-2・WEB 動画26-3・4)

僧帽弁の弁輪あるいは弁尖の硬化部分を起源とする可動性に富む音響陰影を伴う高エコー輝度構造物で、弁尖や逆流ジェットとは別に左房と左室の間を往来する動きをします。

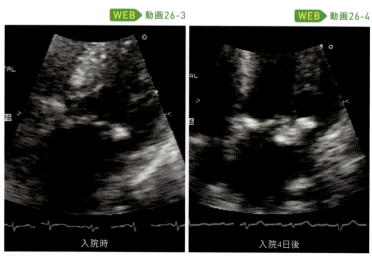

図26-2 calcified amorphous tumor (CAT)
(天理よろづ相談所病院 泉 知里先生より提供)

病理所見

カルシウム沈着と好酸球性無定形物質に囲まれた多核巨細胞浸潤がみられます。

（和田靖明）

ギモン 27

三尖弁輪径の計測方法と注意すべき点を教えてください。三尖弁の形態を考えると多断面から計測したほうがいいのでしょうか？

ギモンレベル ■■■

　まず、三尖弁の解剖ですが、前尖・後尖・中隔尖からなり、前尖が最も大きく、中隔尖は膜様部心室中隔に付着し、細長い形をしています（図27-1・WEB 動画27）。楕円形に近い僧帽弁と比べると、いびつな形をしています。正確な三尖弁輪の計測がとくに必要なのは、三尖弁逆流症例の形成術の適応を考慮する場合ですが、三尖弁輪拡大は、図27-1 に示すように前尖・後尖の部分が側方に広がるという、不均等な拡大様式を示すため、どの断面で弁輪径を計測するかによって、その値は大きく変動します（図27-2）。

　したがって、ご指摘の通り、多断面から計測、さらには3Dエコーを用いて計測することが最もよいといえます。

　しかし、実臨床で三尖弁輪径を3Dエコーで計測するということは、現時点では一般的ではありません。アメリカ心エコー図学会のガイドラインでは、三尖弁輪自体の計測については記載がありませんが、右心室基部径の計測に関する記載を当てはめると、「右室を中心にした四腔断面（RV focused 4 chamber view）で計測する」となっています。

　最近の論文で、3Dエコーで三尖弁を描出し、多断面で計測した弁

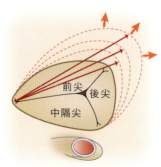
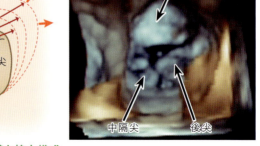

図27-1　三尖弁の構造と拡大様式

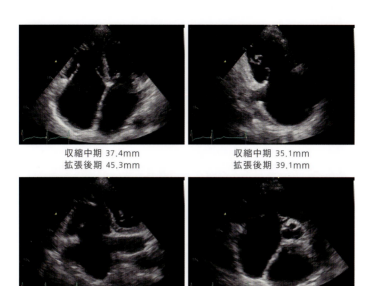

図27-2 測定断面、時相による弁輪径の違い

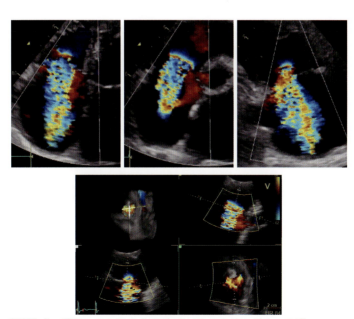

図27-3 断面による三尖弁逆流吸い込み血流シグナルの違い

輪径を検討したものがありますが、四腔断面での計測が最も再現性がよく、3Dエコーで得られた最大径との相関も最もよいことが報告されています。

また、三尖弁輪形成術の適応に関するガイドラインに記載のある、「心エコーで40mmまたは21mm/m^2」という値も、四腔断面での計測に基づいて決められた基準であるため、どこか1断面で計測するとすれば、右室を中心にした四腔断面ということになると思います。

最近、三尖弁が注目をあびるようになり、また前述のごとく三尖弁輪のいびつな拡大形式から考えると、今後3Dエコーによって評価し、その計測による基準が検討されていくことが期待されます。

ギモンのもう一歩先へのアドバイス

三尖弁逆流の重症度評価は？

三尖弁逆流の重症度評価にはいくつかの問題点があります。まず、前負荷や後負荷により、容易に重症度が大きく変化すること、次に、定量的評価が難しいことが挙げられます。僧帽弁逆流や大動脈弁逆流と比べると、三尖弁逆流の定量化は普及していません。volumetric法による定量化は、三尖弁輪がいびつな形をしているため使用できません。また、断面によりカラードプラでの吸い込み血流シグナルの大きさや形が大きく異なる（図27-3）ことからもわかるように、吸い込み血流が半球形を示さず、通常のPISA法では誤差が大きいことが知られています。3Dカラードプラ法を用いて有効逆流弁口面積をトレースする方法（図27-3）や、あるエコー機種では、PISA面積を3次元的に計測する方法も可能ですが、なかなか実用的ではありません。したがって現在の臨床の現場では、三尖弁逆流シグナルの面積やvena contractaの幅、さらに下大静脈拡大、肝静脈収縮期逆行波の存在、三尖弁逆流シグナルの収縮早期ピークの波形など、随伴する所見を加味して、重症度を判定しています。

（泉 知里）

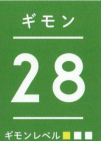

ギモン 28

ギモンレベル ■■■

疣腫の有無の判断に迷うことがあります。鑑別診断、その方法などについて教えてください。

疣腫の同定

感染性心内膜炎疑い例において、心エコー図検査の最初の目標は、疣腫を同定し、その部位や範囲などを特徴づけることです。ただし、断層心エコー図の所見だけで、疣腫であると断定することはできませんし、さまざまな正常あるいは異常構造物や人工物と疣贅との区別が難しいことも少なくありません。さらに、アーチファクトとの鑑別が困難なこともあります。

エコー以外の情報源を収集

臨床的に感染性心内膜炎を発症しやすい背景があり、症状や血液検査で感染の兆候があり、かつ、血液培養が陽性であれば、弁の周囲に可動性構造物が観察されたとき、それが疣腫である可能性はかなり高くなります。逆に、何の症状もない、スクリーニング的に行った心エコー図検査で、同じような構造物が観察された場合には、疣腫である可能性は低くなります。感染性心内膜炎は、心エコー図検査だけで診断する疾患ではありません。心エコー図検査を行う前の事前確率を念頭に置きながら、心エコー図検査をすることが重要です。

疣腫と鑑別が必要な構造物

僧帽弁に可動性腫瘤が観察されたとき、疣腫との鑑別が必要になるかもしれない構造物は、断裂腱索や余剰な腱索、basal chordae、弁の退行性変化、弁輪石灰化、血栓、腫瘍、粘液腫様変性などがあります。また、大動脈弁の可動性腫瘤では、ランブル疣贅、ストランド（strand）、退行性変化、腫瘍などが疣腫と間違えやすい構造物です（図28・ WEB 動画28-1〜4）。それぞれの構造物の存在と、エコー図でどのように観察

されるかを知っておくことが、疣腫との鑑別診断に重要です。右心系では、調節帯（moderator band）、ユースタキウス弁（Eustachian valve）、テベシウス弁（Thebesian valve）、キアリ網（Chiari network）などの正常構造物と、それらのエコー図所見を知っておきましょう。アーチファクトとの鑑別は、断面のアプローチを変えたり、経食道心エコー図検査を用いることが有用です。

疣腫に合併する所見

疣腫以外に感染性心内膜炎でみられる所見として、膿瘍（abscess）、仮性瘤（pseudoaneurysm）、弁穿孔（perforation）、瘻孔（fistula）、弁瘤（valve aneurysm）、人工弁の離開（dehiscence of prosthetic valve）などがあります[1]。このような随伴所見を伴う可動性腫瘤は疣腫であると診断できます。また、弁に疣腫が付着した場合、ほとんどのケースで弁逆流が生じます。弁逆流が生理的範囲内の例では、他の構造物の可能性が高まります。もちろん、弁逆流を生じない疣腫もあります。

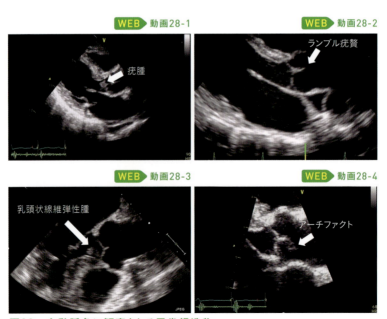

図28　大動脈弁に観察される異常構造物

ギモン解決のテクニック

繰り返し検査と経食道心エコー図検査

　心エコー図検査以外の臨床所見から感染性心内膜炎が疑われるにもかかわらず、心エコー図検査で診断がつかない場合や迷った場合には、検査を繰り返すことが大切です。再検査では、疣腫が増大したり、弁逆流が増大したりすることで、診断できるようになることがあります。また、経胸壁心エコー図検査で疣腫はないと判断した場合でも、臨床所見で感染性心内膜炎が疑われる場合、とくに弁置換術後の場合には、躊躇せず、経食道心エコー図検査を積極的に行う必要があります。しかし、経食道心エコー図所見が陰性であっても依然として臨床的に感染性心内膜炎の疑いが強い場合は、感染性心内膜炎の除外を完全にはできず、1週間から10日後に経食道心エコー図を再度施行するのが望ましいとされています[2]。また、弁輪部膿瘍の診断には、CT検査が有用です。最近、人工弁感染の診断はエコー図検査よりもPET-CTが有用であるという報告がされていますが、日本ではまだ保険適応となっていません。

引用・参考文献
1) Habib, G. et al. 2015 ESC guidelines for the management of infective endocarditis: The task force for the management of infective endocarditis of the european society of cardiology. Eur Heart J. 36, 2015, 3075-128.
2) 日本循環器学会, 循環器病の診断と治療に関するガイドライン（2007年度合同研究班報告）. 感染性心内膜炎の予防と治療に関するガイドライン（2008年改訂版）.
http://www.j-circ.or.jp/guideline/pdf/JCS2008_miyatake_h.pdf
（2017年1月閲覧）

（山田博胤）

ギモン 29

大動脈炎症候群で大動脈弁逆流が生じる機序を教えてください。また大動脈炎症候群でみられるその他の心エコー図所見についても教えてください。

ギモンレベル ■■□

高安動脈炎における心血管病変

　高安動脈炎（大動脈炎症候群）の約30％に大動脈弁閉鎖不全症（aortic regurgitation：AR）が合併し、予後に大きな影響を与えることが知られています。高安動脈炎に合併するARは、第一に、大動脈基部の炎症性拡張に伴う二次的なARです。これに加えて、炎症性変化が大動脈弁に及ぶことにより、弁尖が肥厚、短縮し、ARをおこす場合もあります[1]。すなわち、高安動脈炎に合併するARの場合、大動脈基部の拡張性病変や弁尖の変性の有無を評価することが求められ、その際、大動脈の炎症を反映する壁肥厚の有無に着目することも必要です。

　高安動脈炎は、大動脈およびその主要分枝や肺動脈、冠動脈に閉塞性あるいは拡張性病変をきたす大型血管炎です。腎動脈狭窄などによる高血圧症の合併、大動脈縮窄による左室後負荷の増大などの結果、左室肥大、左室拡張障害をきたすことがあります。また、虚血性心疾患を発症することがあるため、左室壁運動異常の有無などの評価も必要です。さらに、肺動脈の拡張性病変はエコーで観察可能な場合がありますし、肺動脈の閉塞性病変をきたした場合、右室への圧負荷が増大します。右心系の圧負荷所見に加えて、右室拡大、右室機能障害をきたすこともあります。以上から、高安動脈炎でみられる心エコー図所見は多彩であることがわかります。逆に、これらの所見をみたときに高安動脈炎を疑うことは、治療方針にかかわる重要な一考になりえます。

炎症性血管炎に合併するARの特徴

　他の炎症性大動脈疾患もARの原因となることがあります。高安動脈炎以外の代表的な原因疾患がBehcet病です。Behcet病でも、大動

脈弁輪の拡張による二次的なARに加えて、炎症性変化が弁膜へ波及することにより大動脈弁の弁瘤形成、穿孔などがおこります[2]。

　ARに対する大動脈弁置換術を施行した症例のうち10.6%が炎症性血管炎によるものであったとの報告があります（高安動脈炎5.7%、Behcet病4.7%）[3]。炎症性血管炎合併例では、弁周囲逆流、弁周囲の裂開（dehiscence）、吻合部の仮性瘤などの術後合併症が多いことが知られています。再手術を要する例もあり、これら術後合併症の有無について注意深い観察が必要です。

> **ギモンのもう一歩先へのアドバイス**
>
> ## マカロニサインを見逃さない！
>
> 　高安動脈炎の男女比は約1:9で女性に多く、初発年齢のピークは20歳前後です。ですから、若年女性の心エコー図検査において、AR、左室肥大、虚血性心疾患を疑う左室壁運動異常、肺動脈の拡張性病変、右心系の圧負荷所見などをみた場合、高安動脈炎の可能性を考慮する必要があるということになります。高安動脈炎を疑った場合、診断に有用な所見のひとつが、頸動脈でみられるマカロニサイン（図29）です。頸動脈において、全周性、びまん性に壁厚が増大している所見で、比較的容易に検出することができます。心エコー図検査により高安動脈炎を疑った際は、ぜひセクタプローブをリニアプローブに持ち替えて、頸動脈を観察してみてください。

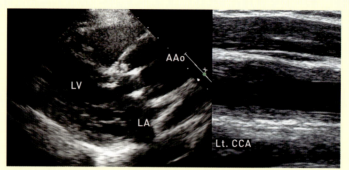

図29 高安動脈炎でみられたマカロニサイン
30歳代、女性。他院でARの診断で大動脈弁置換術後。原因不明の発熱のため受診した。心エコー上、上行大動脈拡大を認めた（左図）。左総頚動脈にマカロニサインを認め（右図）、精査の結果、高安動脈炎と診断された。
LV：左室、LA：左房、AAo：上行大動脈、Lt.CCA：左総頚動脈

引用・参考文献
1) Lee, GY. et al. Cardiovascular manifestations of Takayasu arteritis and their relationship to the disease activity: analysis of 204 Korean patients at a single center. Int J Cardiol. 159, 2012, 14-20.
2) Ma, WG. et al. Aortic regurgitation caused by Behcet's disease: surgical experience during an 11-year period. J Card Surg. 27, 2012, 39-44.
3) Song, JK. et al. Echocardiographic and clinical characteristics of aortic regurgitation because of systemic vasculitis. J Am Soc Echocardiogr. 16, 2003, 850-7.

（飯野貴子）

第 3 章

心筋・心膜疾患

ギモン 30

S字状中隔の定義や評価方法や注意すべき点について教えてください。臨床的な意義はありますか？

S字状中隔の定義は？

「S字状中隔とは何なのか？」と、問われると答えに窮します。はっきりとした判断基準がわからないというのも答えにくい理由のひとつだと思います。S字状中隔は、1960年代から、高齢者や高血圧患者に認められる心室中隔基部が左室内腔に突出した徴候として注目されてきましたが、実はS字状中隔の明確な判定基準はありません。いくつかの論文で定められている判定基準がありますので、参考までに記載します[1-3]。

心室中隔基部の厚み≧14mm
心室中隔基部の厚み／中部の厚み≧1.5mm

S字状中隔の臨床的意義

S字状中隔は、高血圧患者で全周性壁肥厚をきたす前の、ごく初期の段階であるという報告もあり、高血圧などで左室にストレスがかかった状態を反映している可能性があります。S字状中隔の生命予後は比較的良好とされています。

肥大型心筋症との違いは？

S字状中隔で検索してみても、日本はもとより米国のガイドラインや教科書にもS字状中隔に関する記載はほとんど認められず、代わりに肥大型心筋症のなかに心室中隔基部のみが肥厚したS字状タイプが記載されていました。ちなみに、このS字状タイプ肥大型心筋症の特徴は、高齢者で高血圧合併例が多く、予後は比較的良好であるとされています。こうした特徴は、S字状中隔の特徴とかなりオーバーラップします。S字状タイプの心筋肥厚を肥大型心筋症の一部とする考え

方に異を唱える研究者もいて、心室中隔基部の左室内腔への突出が、加齢や高血圧による形態の変化なのか、肥大型心筋症のひとつのタイプなのか、それとも、判別しきれていないだけで両者が入り混じっているのか、いまだ明らかではないのが実情のようです（本稿では、S字状中隔は加齢や高血圧による形態の変化だという考えに基づいて、記載させていただきました）。

ギモンに隠れたピットフォール

描出断面による見え方の変化に注意！

中隔基部の厚みは記録断面によって変化するという経験をされた読者がおられると思います。図30は左室心尖部長軸像の記録ですが、同一患者を一肋間上で記録した右図は、左図に比べて中隔が内腔に突出して見えるのがわかります。このように、記録断面によって突出の度合いが異なりますので、一断面でS字状中隔に見えたとしても、ひとつ肋間を下げても突出しているかどうかを確認するなど、多断面で評価する必要があると思われます。

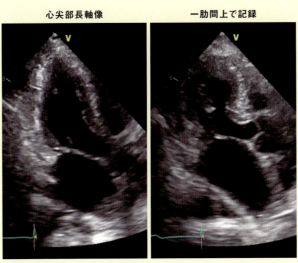

図30 断面による見え方の違い

引用・参考文献

1) Shapiro, LM. et al. An echocardiographic study of localized subaortic hypertrophy. Eur Heart J. 7(2), 1986, 127-32.
2) Canepa, M. et al. Prevalence, clinical correlates, and functional impact of subaortic ventricular septal bulge (from the Baltimore Longitudinal Study of Aging). Am J Cardiol. 114(5), 2014, 796-802.
3) Diaz, et al. Prevalence, clinical correlates, and prognosis of discrete upper septal thickening on echocardiography: the Framingham Heart Study. Echocardiography. 26 (3), 2009, 247-53.

(平田久美子)

ギモン 31

HCMの心室中隔壁厚計測はどこで行えばいいのですか？右室側をどこまで含めるのか、通常の中隔の計測部位でよいのか、最も肥厚した部位を計測するのか、基部のみが丸く突出したようになっている場合どのように計測するのかなど、教えてください。

ギモンレベル ■■□

肥大型心筋症（hypertrophic cardiomyopathy：HCM）は、左室壁が均等に肥大しない非対称型左室肥大を特徴とします。HCMの非対称型左室肥大は、Maronらにより5型に分類されており、中隔から左室前壁や側壁を含むⅢ型（70〜75％）が最も多く、次に中隔全体に及ぶⅡ型（10〜15％）が多いとされています。したがって、心エコーでは傍胸骨左室長軸あるいは短軸断面のMモードで計測した肥大した心室中隔と、肥大を免れた左室後壁の比が1.3以上を非対称性中隔肥厚（asymmetric septal hypertrophy：ASH）とする基準が古くから用いられてきました。

壁厚の計測時相・部位

心室中隔壁厚や左室後壁厚の計測時相は拡張末期であり、心電図時相ではR波の頂点、あるいは僧帽弁が閉じた最初のフレームとされています。一方、心室中隔壁厚や左室後壁厚の計測は左室拡張末期径と同時に計測されることから、多くの施設では腱索レベルで左室拡張末期径と同時に壁厚を計測しており、経過観察するうえでも基本となる壁厚計測部位であるとの認識は高いと思われます。アメリカ心エコー図学会の心腔計測ガイドラインでは、左室径を断層法で計測することが推奨されており、この場合の壁厚計測も左室径計測と同時相、同部位が基本となっています。

肥大部位の計測はどうする？

HCMにおける心エコーでの心筋壁厚計測は、前述の基本計測以外に、左室内の血流情報を参考に心筋肥大部位を計測することは適時行われるものの（図31-1）、規定されたものはありません。計測時相は拡張末期としても、HCMにおいてどの描出断面で計測するかは経過を観察するうえで重要であり、検者による断面設定に差がないよう各施

a：傍胸骨左縁左室長軸断面での心室中隔厚基本計測と最大壁厚計測例
（拡張末期時相）

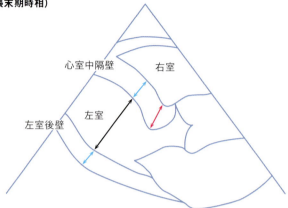

↗：傍胸骨左縁左室長軸断面での左室拡張末期径の基本計測部位
↗：傍胸骨左縁左室長軸断面での心室中隔厚、左室後壁厚基本計測部位
↗：傍胸骨左縁左室長軸断面での心室中隔最大壁厚部の計測例

長軸断面で肥厚した心室中隔基部計測例。最も肥厚した部位を別途計測する。左室が最大短径となるよう斜め切りに注意し正確な長軸断面の描出が必要である。

b：傍胸骨左縁左室短軸断面中部（乳頭筋レベル）での最大壁厚計測例
（拡張末期時相）

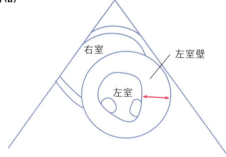

↗：傍胸骨左縁左室単軸断面中部（乳頭筋レベル）における左室壁の最大壁厚部の計測例

短軸の各断面において、最も肥厚した部位を計測する例。計測は左室内腔中央から心外膜に向けて放射状に計測する。斜め切りに注意し正確な短軸断面の描出が必要である。

図31-1　HCMにおける心エコーでの心筋壁厚計測例

設で統一することが望まれます。例としては、傍胸骨左室長軸と短軸断面において、それぞれ中隔基部・中部・心尖部の3つの領域のうち最大肥厚部がどこであるかを明記し、その部位の最大壁厚を計測することや、傍胸骨左室長軸と短軸断面において、前述の3領域において、独自に決めた部位の壁厚（短軸断面であれば十時方向の4カ所など）をそれぞれ計測することなどで評価することが可能です。また、心尖部肥大の場合には、心尖部断面において左室内の血流情報と併せ、最も厚い心筋部分を計測することは、心筋肥大の程度を知るうえで得たい所見です。いずれにしても経過観察の際には、前回の断面設定や計測位置を確認し計測することが大切と思われます。

ギモンに隠れたピットフォール

心室中隔計測のピットフォール：中隔帯に注意

心室中隔の右室側には、中隔帯（septal band）と呼ばれる筋束や肉柱があります（図31-2a）。筋束は心室中隔壁に隣接しており、右室壁を流入部と流出部に隔てる構造の一部を担う筋束のため心室中隔筋層とは異なることから、両者を分離し計測する必要があります。中隔帯は調節帯（moderator band）に連続し、調節帯は前乳頭筋につながります。

心室中隔の右室側にある中隔帯と呼ばれる筋束や肉柱は、傍胸骨からのMモードだけでは、心筋と分離できず両者を含めた中隔肥厚として計測する危険があります（図31-2b）。中隔帯の大きさは個人差があり、太い場合には心室中隔肥厚のように描出されます。見分け方としては、傍胸骨左室短軸断面で局所的に突出していることを確認することで鑑別することができます（図31-2c）。また、心尖部側に調節帯への連続性が確認できれば中隔帯と考えられます（図31-2d）。

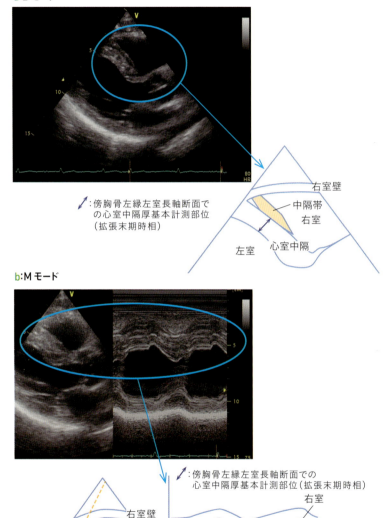

図31−2 心室中隔の右室側にみられる中隔帯（a、b）
心室中隔の右室側にある中隔帯は(a)、傍胸骨からのMモードだけでは、心筋と分離できず両者を含めた中隔肥厚として計測する危険がある(b)。

c：傍胸骨左室短軸断面

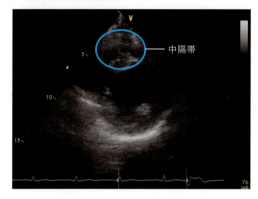

中隔帯

d：水平四腔断面

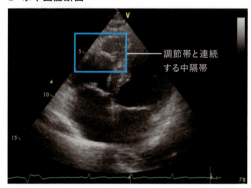

調節帯と連続する中隔帯

図31-2　心室中隔の右室側にみられる中隔帯（c、d）
傍胸骨左室短軸断面で局所的に突出していることを確認することで鑑別することができる（c）。心尖部側に調節帯への連続性が確認できれば、中隔帯と考えられる（d）。

引用・参考文献
1) Maron, BJ. Patterns and significance of distribution of left ventricular hypertrophy in hypertrophic cardiomyopathy。A wide angle, two dimensional echocardiographic study of 125 patients. Am J Cardiol. 48, 1981, 418-28.
2) 吉川純一編．臨床心エコー図学．第3版．文光堂，2008．
3) Lang, Rm. et al. Recommendations for cardiac chamber quantification by echocardiography in adults: an update from the American Society of Echocardiography and the European Association of Cardiovascular Imaging. J Am Soc Echocardiogr. 28, 2015, 1-39, e14.

（小谷敦志）

ギモン 32

左室肥大の評価方法について教えてください。お勧めの指標はなんですか？ 高血圧や大動脈弁狭窄症などの左室肥大は治療により改善しますか？ 改善にはどの程度の時間がかかるのでしょうか？

ギモンレベル ■■■

　左室肥大の程度を定量的に表す指標としては、直接左室壁厚を測定するのが最も簡便です。傍胸骨アプローチ左室長軸像もしくは短軸像で心室中隔厚と左室後壁厚を測定し、12mm以上あれば左室肥大と診断できます。臨床研究などでは、左室心筋重量が左室肥大の定量評価として用いられます。算出法はarea-length法やellipsoid法による心筋重量計測法もありますが、Devereuxの式がよく使われます (図32)。

LV mass：左室心筋重量 (g) ＝
$1.04 \times [(左室拡張末期径＋心室中隔厚＋左室後壁厚)^3 － (左室拡張末期径)^3] \times 0.8 + 0.6$

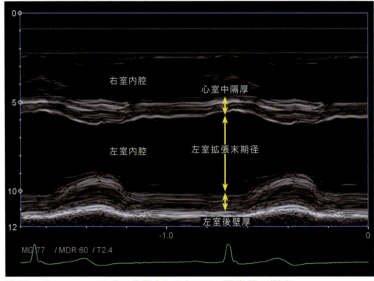

図32　Devereuxの式で使用される心エコー図指標の測定
傍胸骨左室短軸像腱索レベルで記録したMモード画像を示す。左室拡張末期に一致する心電図のR波付近で、心室中隔厚、左室拡張末期径、左室後壁厚の測定を行う。

また、左室心筋重量を体表面積で補正した値が左室心筋重量係数（LV mass index：LVMI，g/m^2）で、男性であれば125g/m^2以上を、女性であれば110g/m^2以上を左室肥大と診断します。

　Devereuxらは、左室肥大を有する本態性高血圧症303症例に対し、薬剤介入（エナラプリルもしくはニフェジピン）前と介入後12カ月で心エコー図による評価を行いました[1]。LVMIの変化は、エナラプリル群で129.9→115.2g/m^2、ニフェジピン群で132.8→115.9g/m^2と同等に低下しました。

　高血圧患者の左室肥大改善を規定するのは血圧です。薬物治療が開始されても適正な血圧に至らなければ、左室肥大改善の可能性は低くなります。

　Ikonomidisらは、心機能の保たれた高度AS41症例に対し、術前、術後2週間、術後4年に心エコー図検査を施行し、左室肥大の程度を評価しました。術前のLVMI 187gは術後2週間において179gと低下し、術後4年において135gと低下しました。著者らは、術後2週間の低下は左室拡張末期径の減少（49mm→46mm）に、術後4年の低下は壁厚の減少（14mm→12mm）に依存する変化であったと報告しています[2]。

引用・参考文献
1) Devereux, RB. et al. Effects of once-daily angiotensin-converting enzyme inhibition and calcium channel blockade-based antihypertensive treatment regimens on left ventricular hypertrophy and diastolic filling in hypertension: the prospective randomized enalapril study evaluating regression of ventricular enlargement (preserve) trial. Circulation. 104, 2001, 1248-54.
2) Ikonomidis, I. et al. Four year follow up of aortic valve replacement for isolated aortic stenosis: a link between reduction in pressure overload, regression of left ventricular hypertrophy, and diastolic function. Heart. 86, 2001, 309-16.

（大西哲存）

ギモン 33

緻密化障害はどのように診断するのですか？通常のDCMでも肉柱が目立つ症例があるように思いますが、どう違うのでしょうか？緻密化障害を分けて診断しないといけない理由を教えてください。

ギモンレベル ■■■

左室緻密化障害とは？

　左室緻密化障害（left ventricular noncompaction：LVNC）とは、心室壁の過剰な網目状の肉柱形成と深い間隙を形態的特徴とし、遺伝的要素の強い一次性心筋症として分類されています[1]。胎児心筋が緻密な心筋構造になる過程で、スポンジ状の胎児心筋が非緻密層（noncompacted layer）として残存し、本来の緻密層（compacted layer）が低形成になると考えられています。収縮能の低下を伴い、新生児期から乳児期に重症心不全を発症するのが典型例であり、心移植の対象となる疾患です。しかし、若年期や成人期での発症例、家族歴や健診での心電図異常からの精査にて無症状で発見される症例もみられ、重症度や病態もさまざまであることもわかってきました。関係する遺伝子異常も多岐にわたり、約40％に家族内発症を認めます。左室流出路狭窄、冠動脈起始異常、心室中隔欠損、心房中隔欠損、Ebstein奇形などの合併例も報告されています。収縮能低下による心不全のほか、肉柱間の血栓形成による塞栓症、致死的な不整脈イベントが問題となります。

左室緻密化障害の診断

　病因に基づけば、左室緻密化障害の確定診断には、左室心筋の全層の組織所見が必要となります。しかし、生前には、外科手術時の心筋全層切除や心移植でも施行しない限りは不可能です。そのため、心エコー図検査や心臓MRIをはじめとした画像診断で、左室内面の肉柱形成とその間の深い陥凹を形態的に診断することが一般的となっています。統一した診断基準はありません。

　Ichidaは[2]、①心室壁の著明な肉柱形成と深く切れ込んだ間隙の特徴的な形態が心室壁の心尖部を中心に広がっている、②心室壁が、肉

柱形成層（非緻密層）（NC）と緻密層（C）の2層構造を呈し、拡張末期において、その比であるNC/C ratioが成人例では2以上である、③カラードプラで間隙間に血流を確認できる、としています(図33-1)。さらに、①の部分が1区域以上に広がっていること、心尖部を中心に側壁、下壁、後壁にみられることが多く、心室中隔や前壁にはまれであることも特徴とされています[3]。

緻密化障害を分けて診断する理由

　心エコー図所見だけで拡張型心筋症（DCM）とLVNCを厳密に区別するのは、不可能であると考えます。LVNCの可能性を考える理由には、家族内発症が高率であること、血栓塞栓症の危険性が高いことから、遺伝子検索や抗血栓療法など、その後の方針にかかわってくる場合があるからです。とくに小児〜若年例では、遺伝的問題や予後、治療方針などに大きく影響する可能性があります。しかし、成人期、とくに高齢での形態的診断では、DCMでもLVNCでも治療方針にあまり違いはないかもしれません。

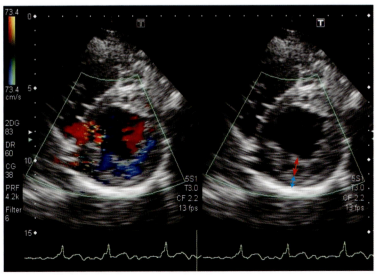

図33-1 左室緻密化障害の心エコー図所見
　←――→ 非緻密層（NC）　　←――→ 緻密層（C）

ギモンに隠れたピットフォール

LVNC形態を呈する疾患の鑑別診断

　LVNCの診断は、多くは形態的診断にとどまっています。そのため、拡張型心筋症以外にも、LVNCと同様の形態を呈するさまざまな疾患に遭遇します。例えば、産褥性心筋症、重症大動脈弁逆流、炎症性心疾患、虚血性心疾患などです。図33-2は、好酸球性多発血管炎性肉芽腫症の症例です。心エコー図所見は、LVNCの診断基準を満たしています。心筋での炎症性変化か、急激な心拡大に伴う形態変化なのか、LVNCの合併なのか、原因は不明です。しかし、原病に対する免疫抑制療法が適応となります。LVNCの診断では、原病の治療はありませんが、二次的な形態変化であれば、原病により原因療法が可能かもしれません。LVNCを意識することも大切ですが、逆に安易にLVNCの診断をつけずに、さまざまな可能性を模索することも重要です。

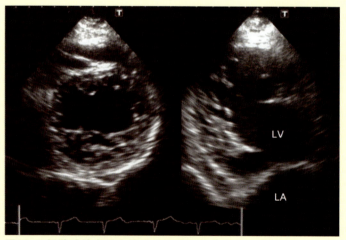

図33-2 好酸球性多発血管炎性肉芽腫症の心エコー図
LV：左室、LA：左房

引用・参考文献
1) Maron, BJ. et al. Contemporary definitions and classification of the cardiomyopathies: an American Heart Association Scientific Statement from the Council on Clinical Cardiology, Heart Failure and Transplantation Committee; Quality of Care and Outcomes Research and Functional Genomics and Translational Biology

Interdisciplinary Working Groups; and Council on Epidemiology and Prevention. Circulation. 113, 2006, 1807-16.
2) Ichida, F. Left ventricular noncompaction. Circ J. 73(1), 2009, 19-26.
3) Jenni, R. et al. Echocardiographic and pathoanatomical characteristics of isolated left ventricular non-compaction: a step towards classification as a distinct cardiomyopathy. Heart. 86, 2001, 666-71.

（小板橋俊美）

ギモン 34

心房中隔が厚い場合、鑑別すべき疾患を教えてください。心房壁はどの部分をどのように計測すればいいのでしょうか？

ギモンレベル ■■■

心房中隔が厚くなる病態

心房中隔肥厚は、予後や治療方針を左右する重要な疾患の一所見である場合と、健常者でも認められ病的意義が乏しい場合とがあり、鑑別が必要となります。前者には、アミロイドーシスや悪性腫瘍、後者には心房中隔脂肪性肥大（lipomatous hypertrophy）があります。

▍アミロイドーシス

線維構造をもつ蛋白質であるアミロイドが、全身臓器に沈着することによって機能障害を引きおこす一連の疾患群をアミロイドーシスといいます。アミロイドが心臓に沈着すると（心アミロイドーシス）、心室壁や弁の肥厚などの形態変化を生じます。心房壁に沈着すれば、心房中隔の肥厚として観察することができます（図34-1・ WEB 動画34-1）。心室壁の輝度が亢進してみえる"granular sparkling appearance"があり、かつ心房中隔壁の肥厚があれば、感度60％、特異度100％でアミロイドーシスを診断できるという報告もあります[1]。

▍悪性腫瘍

心房中隔に悪性腫瘍が浸潤すれば、心房中隔の肥厚をきたします。図34-2・ WEB 動画34-2・3は、悪性リンパ腫の症例の経食道心エコー図画像です。心房中隔が著明に肥厚していることがわかります。化学療法によって、壁厚は減少しました。

▍心房中隔脂肪性肥大（lipomatous hypertrophy）

心房中隔への脂肪組織の異常な沈着により、心房中隔の肥厚をきたします。組織所見としては、成熟した脂肪組織が主でその中に心筋細胞、線維組織、血管、幼弱な脂肪組織などが含まれます。形態的には、卵円窩以外の心房中隔に肥厚を認めるため、心房中隔がダンベル型となるのが特徴です。日常の経食道心エコー図検査でも、さまざまな程

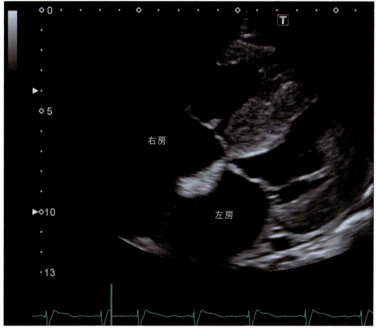

図34-1 心アミロイドーシスの経胸壁心エコー図
両心室の著明な壁肥厚に加え、心房中隔の肥厚も認められる。

度のダンベル型の心房中隔肥厚に遭遇することがしばしばあります（図34-3）。心房中隔の壁厚が15mm以上では明らかな異常とし、良性ではあるものの、心房性不整脈の原因となったり、肥厚が著明であると大静脈に閉塞性の血行障害をきたしたりします。lipomatous hypertrophyを認める症例では、肥満、肺気腫、高齢者が多いと報告されています。

心房中隔の測定部位と適した断面像

きれいな心尖部四腔像では、心房中隔が欠損して見えてしまうことがあるので、わざと斜めにした傍胸骨四腔像（図34-1・WEB 動画34-1）や心窩部長軸像などで心房中隔を観察します。心房中隔は通常、卵円窩の部分は他の部位と比べ、薄く見えます。心房中隔壁の測定時には、卵円窩とその両サイドを区別して測定する必要があります。正確な測

定には、経食道心エコー図検査が必要です。100〜120度あたりで卵円窩が描出できる断面が適していると考えます。

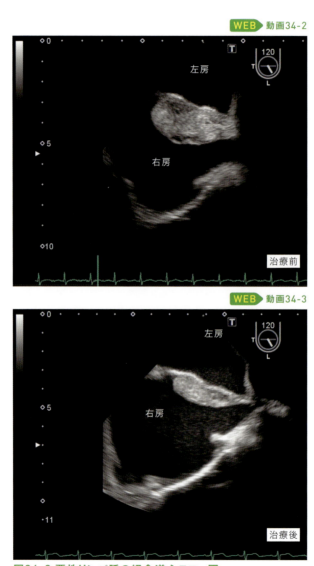

図34-2 悪性リンパ腫の経食道心エコー図
上は診断時、下は化学療法後。治療前は著明な心房中隔の肥厚を認め、化学療法後には減少している。

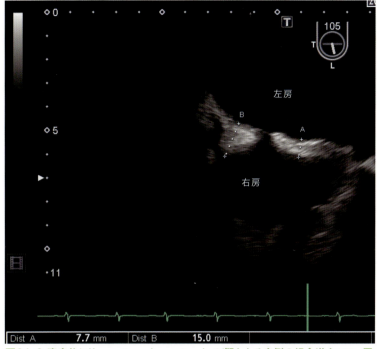

図34-3 臨床的にlipomatous hypertrophyが疑われる症例の経食道心エコー図

ギモンに隠れたピットフォール

心房中隔の肥厚を検出したら？

　もし、心房中隔の異常な肥厚を疑った場合は、どのような判断をすればよいでしょうか？ すべての心エコー図所見にいえますが、心エコー図所見だけでは組織的な確定診断はできません。しかし、肥厚例全例に生検を施行するわけにもいきません。よって、方針を決めるにも総合的な判断が求められます。心エコー図検査では、疑われる疾患の他の所見がないかどうかに留意して評価をします。例えば、心アミロイドーシスでは、慢性的な拡張障害を示唆する心室に対して不釣り合いな両心房の拡大を認めるなどです。心房中隔の形態異常だけを認める場合には、lipomatous hypertrophyとみなして経過観察でよいのか、さらなる特殊な精査を要するのか、実は奥深い問題です。しかし、心房中隔の肥厚が重要な疾患の診断の糸口となり得る可能性があり、ルーチン検査のなかでも心房中隔に留意することは重要と考えます。

引用・参考文献
1) Koyama, J. et al. Echocardiographic assessment of the cardiac amyloidoses. Circ J. 79 (4), 2015, 721-34.

（小板橋俊美）

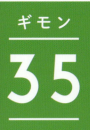

ギモン 35

心室瘤と心室憩室の鑑別方法を教えてください。

ギモンレベル ■■□

心室瘤と心室憩室の鑑別方法：腔の壁運動に着目！

心室において、外側に嚢状に突出する腔をみた場合、それが心室瘤か心室憩室かの鑑別に最も有用なポイントは、収縮性といわれています[1, 2]。筋性憩室は心室と同期して収縮し、血流は収縮期に憩室から左室へと駆出されます。それに対して、瘤は収縮性をもたず、逆に収縮期に外側に突出します（dyskinetic structure）。

心室瘤とは

心室瘤は、真性瘤と仮性瘤に分類されます。真性瘤は、虚血性心疾患、心サルコイドーシス、肥大型心筋症などの心筋症、心筋炎などにより後天性におこり、瘤壁は三層構造が保持されています。それに対し、仮性瘤の壁は、心筋が断裂し血腫と心嚢のみで支持されています。仮性瘤は、心筋梗塞後の心破裂（oozing rupture）、心臓手術や外傷などによる心室壁構造の断裂に引き続いて、血腫周辺部が次第に線維化し嚢状構造を呈する、破裂のリスクが高い病態です。形態的には、真性瘤では、左室との交通孔が広いのに対し、仮性瘤では、左室との交通孔は瘤の最大径と比較して狭いのが特徴です（図35-1・WEB 動画35-1）。これらに加え、まれに偽性仮性心室瘤（subepicardial aneurysm）の報告があります[3]。心外膜は保持されているものの心内膜と筋層は断裂しており、仮性瘤同様、心破裂のリスクが高い病態といわれています。

心室憩室とは

左室憩室は、近年、診断技術の向上により報告例が増加しています[4, 5]。筋性と線維性に分類され、前者では内膜、筋層、外膜の三層

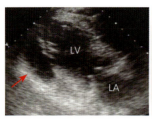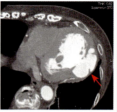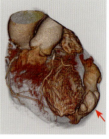

図35-1 心筋梗塞後の仮性心室瘤(赤矢印)
80歳代、女性。回旋枝心筋梗塞を発症後、後壁心内膜断裂、同部位を入口部とするto&fro様の異常血流を認めた。仮性心室瘤と診断され、左室瘤壁補強術が施行された。

構造を有し、収縮性をもちますが、後者は線維組織のみで無収縮とされています。先天性に発生し、好発部位は、筋性憩室は左室心尖部後下壁、線維性憩室は大動脈弁・僧帽弁輪直下です。線維性憩室は先天性心室瘤ともいわれ、収縮性をもたないため後天性心室瘤との鑑別が困難ですが、アメリカ黒人、アフリカのバンツー族に多く、わが国では極めてまれといわれています。

ギモンのもう一歩先へのアドバイス

心室瘤・心室憩室の合併症を理解する

心室瘤、心室憩室ともに、腔内の血流うっ滞、心内膜の炎症などを背景に血栓を形成し、全身の血栓塞栓症を発症する可能性があります(図35-2、3・WEB 動画35-2)。心筋梗塞後の左室内血栓では、内腔に突出する形態や可動性が大きい場合、塞栓症発症のリスクが高いといわれています。心エコー図検査の際は、腔内血栓の有無を入念にチェックし、血栓をみた場合はその大きさのみならず、形態や可動性の評価が必要です。

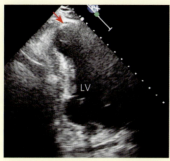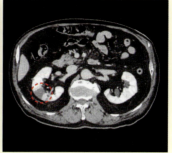

図35-2 心室瘤内血栓（赤矢印）により腎梗塞（点線赤丸）を発症した心室中部閉塞型肥大型心筋症
70歳代、男性。観血的処置のため抗凝固療法を中止した際に、心尖部瘤内血栓を塞栓源とする腎梗塞を発症した。

WEB 動画35-2

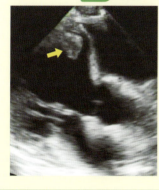

図35-3 左室瘤内に血栓（矢印）を合併した心サルコイドーシス
30歳代、男性。心サルコイドーシスに対するステロイド治療開始後、心室中隔は壁の菲薄化を呈し、同部位に壁在血栓が出現した。

引用・参考文献
1) Krasemann, T. et al. Ventricular aneurysm or diverticulum? Clinical differential diagnosis. Pediatr Cardiol. 22, 2001, 409-11.
2) Ohlow, MA. et al. Long-term prognosis of adult patients with isolated congenital left ventricular aneurysm or diverticulum and abnormal electrocardiogram patterns. Circ J. 76, 2012, 2465-70.
3) Hasumi, E. et al. Cardiac Arrest Triggered by Subepicardial Aneurysm Without Cardiac Rupture. Circ J. 80, 2016, 538-40.
4) Yalonetsky, S. et al. Contrast echocardiographic imaging of left ventricular diverticulum in adult patients. J Am Soc Echocardiogr. 20, 2007, 198, e1-3.
5) Srichai, MB. et al. Ventricular diverticula on cardiac CT: more common than previously thought. AJR Am J Roentgenol. 189, 2007, 204-8.

（飯野貴子）

ギモン 36

心嚢液の量を評価する際の、計測方法、重症度の基準などについて教えてください。

ギモンレベル ■■■

心膜液貯留量の評価法

心膜液（心嚢液）の貯留量を半定量的に評価する際は、拡張末期に左室長軸像で前方、後方のエコーフリースペースを測定します[1]（表36）。

心膜液は、正常でも10〜50mL程度は貯留していますので、ごく少量の心膜液貯留は生理的範囲内と判断します。エコーフリースペースが収縮期だけでなく拡張期にも観察できる場合、すなわち貯留量が少量以上と判断した場合は病的といえます。

重症例とは？：血行動態のエコー診断

心膜液が貯留していても無症候の例もありますが、一方で、心タンポナーデをきたし血行動態が破綻することがあります。心膜液が貯留し、心膜伸展の限界を超えると急激に心嚢内圧が上昇し、上昇した心嚢内圧により静脈還流が阻害され、心拍出量を維持できなくなるとショックをきたします。心膜液が急速に貯留すると、たとえ少量でもタンポナーデをきたしショックに陥ります。一方、緩徐に貯留した場合は、1,000〜2,000mLの心膜液でも無症候で経過します。心膜液の量のみで心タンポナーデと診断することはできないため、心エコー図で心膜液貯留を認めた場合、血行動態に悪影響が出ていることを示唆

表36　エコーフリースペース測定による心膜液貯留量の評価

心膜液	エコーフリースペース
ごく少量	収縮期にのみ観察可能
少量　（100〜300mL）	10mm未満
中等量（300〜500mL）	10〜20mm
多量　（500mL以上）	20mm以上

する所見の有無を評価します。心囊内圧が上昇すると、まず下大静脈の拡張および呼吸性変動の消失がみられ、右房、右室が虚脱します。肝静脈血流においては逆行波が増大します。これらは比較的感度の高い所見です。重症例では、左房、左室の虚脱がみられる場合があります。さらに、心室中隔におけるseptal bounceが出現したり、左室流入血流、右室流入血流におけるE波の呼吸性変動が増大したりすることがあります[2]。もちろん、これらの指標は心タンポナーデに特異的な所見ではなく、身体所見などと照らし合わせた総合的な判断が必要です。

> **ギモンのもう一歩先へのアドバイス**
>
> ### 心膜液の性状を推定する
>
> 　心膜液の性状評価は、心膜液貯留の原因診断の一助となります。漿液性の心膜液であればecho-lucentですし、血性（大動脈解離などによる）の場合、内部に凝血塊を認めることがあります（図36-1・WEB 動画36-1・2）。膿性（細菌性心膜炎、結核性心膜炎など）の場合、蛋白成分、細胞成分が多くなります（図36-2）[3]。さらに、心膜腔内に線状のフィブリンが形成される場合や、悪性腫瘍に関連する心膜液貯留では心膜腔内に腫瘤性病変を認める場合があるため、入念に内部を観察します（図36-3・WEB 動画36-3・4）。

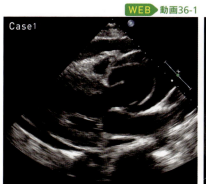
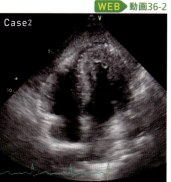

図36-1 Stanford A型急性大動脈解離による心膜液貯留に伴い心タンポナーデをきたした2症例 Case1は右室前面に、Case2は全周性に凝血塊が認められる。

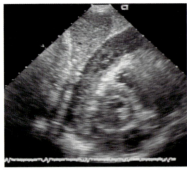
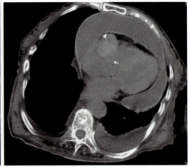

**図36-2 MRSAによる化膿性心膜炎でみられた心膜液
（心窩部アプローチによる描出）**
右房、右室とも虚脱し、下大静脈は拡張していた。

WEB 動画36-3・4

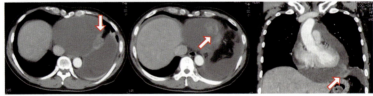

図36-3 悪性腫瘍に伴う心膜液貯留により心タンポナーデをきたした症例
左室心尖部付近の心膜腔内に複数の腫瘤性病変を認めた。

引用・参考文献
1) Imazio, M. et al. Management of pericardial effusion. Eur Heart J. 34, 2013, 1186-97.
2) Klein, AL. et al. American Society of Echocardiography clinical recommendations for multimodality cardiovascular imaging of patients with pericardial disease: endorsed by the Society for Cardiovascular Magnetic Resonance and Society of Cardiovascular Computed Tomography. J Am Soc Echocardiogr. 26, 2013, 965-1012, e15.
3) Terada, M. et al. Successful treatment of a patient with purulent pericarditis by daily intrapericardial washouts. Ann Thorac Surg. 98, 2014, 1451-4.

（飯野貴子）

ギモン 37

収縮性心膜炎例で、心膜の肥厚や石灰化はエコーでどう評価するのでしょうか？

ギモンレベル ■■■

3章 心筋・心膜疾患

　臓側心膜と壁側心膜に囲まれた心膜腔内に少量の漿液（生理的心膜液30〜50mL）が存在することにより、心臓の拍動による臓側心膜と壁側心膜の摩擦が軽減されています。臓側心膜と壁側心膜が癒着すると、両者はスライド運動をせず、間隔を変えることなく同じ方向に動きます。この動きをMモード法で記録すると、臓側心膜と壁側心膜の動きを示す2本の高エコー輝度ラインが鉄道の線路のように見えるので「railroad sign」と称されます（図37-1）。しかし、心膜の癒着が進行すると、臓側心膜と壁側心膜の区別はできなくなります（図37-2）。

　心膜液を伴って収縮性心膜炎の血行動態を呈するものを、滲出性収

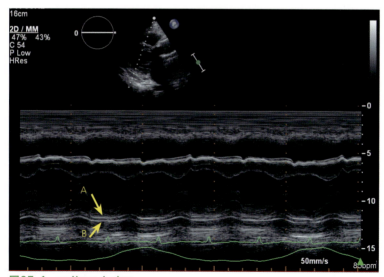

図37-1　railroad sign
臓側心膜（A）と壁側心膜（B）の動きを示す2本の高エコー輝度ラインが鉄道の線路のように見える。

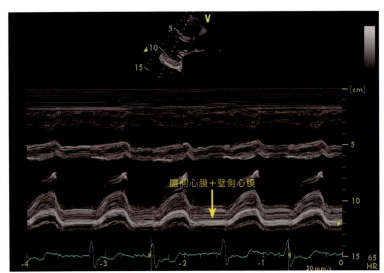

図37-2 心膜の癒着が進行すると、臓側心膜と壁側心膜の区別はできなくなる

縮性心膜炎（effusive constrictive pericarditis）といいます。この場合の心膜の変化は主に壁側心膜側に観察されやすいといわれています。

（和田靖明）

ギモン 38

収縮性心膜炎で左室流入血流速波形の呼吸性変動を見るとき、呼吸によりサンプルボリュームがずれてしまうことがあります。どのような状態で呼吸性変動を評価すればいいのでしょうか？ 心房細動ではどのように評価すればいいですか？

ギモンレベル ■■■

左室流入血流速波形の呼吸性変動による収縮性心膜炎の診断

　収縮性心膜炎では、心室への血液流入が拡張早期に依存する特徴的な血行動態異常を反映して、心室流入血流速波形の拡張早期波高（E）が増高して、かつ尖鋭化します。典型例においては、吸気時に右室のE波高が著明に増大するのに対して、左室のE波高は減少します（図38）。吸気により右心系に流入する血液量が増加したとき、健常であれば左心系への血液量も増えるはずなのですが、心臓が硬い殻で包まれた収縮性心膜炎では、胸腔内圧の低下が心内腔圧にあまり影響せず、かつ、右室の容量が増えると心室中隔が左室を圧排し（septal bounceと呼ばれる現象です）、左室への血液流入を障害することが、左室流入血流速波形のE波高が吸気で低下する原因です。

パルス・ドプラ波形の呼吸性変動

　強制的に吸気・呼気を行わせると、肺の膨張・収縮のため胸郭内での心臓の位置が移動し、パルス・ドプラ法のサンプルボリュームがずれてしまい、ドプラ波形を失ってしまうことはよく経験します。大きな呼吸ではそのずれが大きくなるので、強制呼吸ではなく、自然呼吸で観察するのがよいでしょう。実際、収縮性心膜炎における血行動態の呼吸性変動を報告した原著論文でも、生理的呼吸でドプラ指標やカテーテル指標を記録しています[1, 2]。このとき、呼吸曲線を同時に記録すると診断しやすくなりますし、記録したドプラ波形を後から見る際に役立ちます。また、プローブを置く位置をいろいろ変えてみれば、呼吸の影響を受けにくいスポットが見つかるかもしれません。サンプルボリュームの幅を広めにしておくと、多少ずれても波形の記録がで

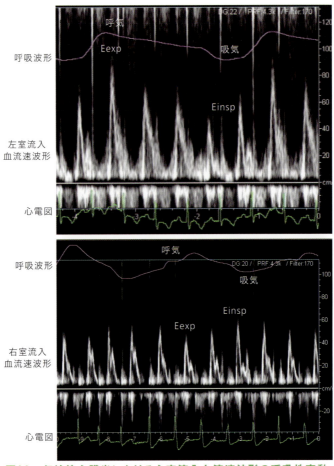

図38 収縮性心膜炎における心室流入血流速波形の呼吸性変動

きることがあります。

心房細動のときはどうするか

　収縮性心膜炎の約3分の1に心房細動がおこるといわれています。心房細動時の心室流入血流速波形は、心拍ごとに変動してしまい、呼吸性変動なのか、脈不整に伴う変動なのかの判定が困難になります。RR間隔がそろっていれば、心室流入血流速波形の呼吸性変動をとらえることができますが、呼吸に関係なく変動が著明な場合には、本法

を用いた収縮性心膜炎の診断は困難です。心房細動であっても、吸気時のseptal bounceはみられることがあります。このような他の心エコー図所見を参考にしながら、CT/MRIなどの画像診断、心臓カテーテル検査で得られる圧波形で診断するしかありません。

ギモンのもう一歩先へのアドバイス

呼吸性変動の計算方法

右室流入血流速波形のE波高が吸気時に40％以上増加し（呼気時が基準）、左室流入血流速波形のE波高が呼気時に25％以上増加した（吸気時が基準）場合に収縮性心膜炎の血行動態を疑います[3]。いずれも、小さいほうの値を分母とし、その増加分を変動率として計算することに注意が必要です。これらの呼吸性変動は、必ずしもすべての症例で観察されるわけでありませんので、観察されなかったからといって、収縮性心膜炎を否定してはいけません。左室のE波の吸気時減高が、半分程度の症例にしか観察されなかったという報告もあります。

引用・参考文献
1) Hatle, LK. et al. Differentiation of constrictive pericarditis and restrictive cardiomyopathy by doppler echocardiography. Circulation. 79, 1989, 357-70.
2) Hurrell, DG. et al. Value of dynamic respiratory changes in left and right ventricular pressures for the diagnosis of constrictive pericarditis. Circulation. 93, 1996, 2007-13.
3) Klein, AL. et al. American Society of Echocardiography clinical recommendations for multimodality cardiovascular imaging of patients with pericardial disease. J Am Soc Echocardiogr. 26, 2013, 965-1012.

（山田博胤）

COLUMN

I'm all ears.

　I'm all ears. という言い回しをご存じですか？ しっかり聞くから話してください、という意味ですが、私は何となく体全体が耳になって全身全霊で聞くというイメージを持っています。そういう意味では、患者さんは常にall ears状態にあります。検査中のなにげない一言や、他の検者とのちょっとした会話で、自分の病気を推し量ろうとしています。「これはすごい」とか「前よりも大きくなった」とか「ここの動き悪いね」とか…そういうような言葉は絶対に控えてください。ほんのちょっとした言葉でも、皆さんがそんな意味で言ったのではないというような言葉であっても、それを聞いた患者さんはどんどん想像をたくましくしていきます。あるいは誤解していきます。もし検査中に所見についてどうしても他の医師や技師とディスカッションする必要ができても、別室で相談するか、せめて英単語を使うなどして患者さんにわからないように会話してください。

　検査中の私語や笑い声も厳禁です。さすがに経胸壁心エコー図検査ではそういうことはないでしょうが、静脈麻酔下で実施している経食道心エコー図検査中、緊張を取りたいためか冗談を言って笑う検者がいます。静脈麻酔しているから大丈夫と思っているかもしれませんが、聞こえていることもあります。そして、患者さんは自分が笑われているととらえます。また、検査中にかかってきた院内PHSに応答する際も患者さんに一言断ってから、できれば検査室から出て応答してください。患者さんは自分とは関係のない話とは知りつつも、あまりいい気分ではないでしょう。

　検者は患者さんに直接接して検査しています。検者こそall eyes and all earsになって全身全霊で検査に集中していただきたいと思います。

（中谷 敏）

第4章

先天性・塞栓症・その他

ギモン 39

VSD症例で、欠損孔通過血流速度と収縮期血圧から右室圧を推定しようとしたのですが、TRの流速からの右室圧と一致しません。どのような原因が考えられますか？ VSDの流速にベルヌーイの式をあてはめてよいですか？

VSD症例の右室圧推定

　心エコーでの心室中隔欠損（VSD）の通過血流速度からみた右室圧、心室中隔の扁平化の程度からみた右室圧とTRが一致しない場合の最も考えられる原因は、左室右房交通症（LV-RA communication）の存在です。左室と右房が交通するので心室中隔基部の近辺からLV-RA shuntが見られ、それがまるでTRに見え、その速度を測定すると非常に高い右室圧と評価してしまいます。実際は左室と右房の圧較差であるので、100mmHg以上にとれることがあります。この疾患はまれではありますが、VSDの数％に合併します。分類は①弁上型、②弁下型、③混合型（中間型）の3つに分かれ（図39-1）[1]、最も多いのは弁

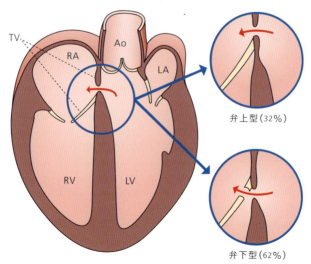

図39-1 LV-RA communicationの分類（文献1より改変）

下型で、弁上型、混合型は非常にまれと考えてよいです。三尖弁と僧帽弁は、解剖学的に房室中隔での付着部位が異なります。弁上型は、房室中隔の三尖弁の心房側、僧帽弁の心尖部側で膜性部分の欠損が生じた場合におきます。弁下型は膜性部周囲型のVSDが原因で、シャント血流のジェットが変性や穿孔が生じた三尖弁を通過して生じるものです。臨床症状はシャント血流の程度で決まりますが、シャントが増えると右房・右室の容量負荷をきたします。弁下型ではジェットのaliasingがVSDの膜性部瘤の左室側から出ているかをよく観察するとわかります（図39-2・ WEB 動画39-1・2）。TRの血流速度が異常に高いにもかかわらず、VSDの血流も速い、左室のD shapeがない、右室流出路の血流パターンでacceleration timeが短くないなどの矛盾した所見があれば、この疾患を疑います。

VSDの血流に簡易ベルヌーイ法を使用できるか？

　VSDの血流に簡易ベルヌーイ法を使用する場合は、VSDの血流を正面からなるべく長く出し、CWで速度計測することが正確な圧較差をとることがコツです。四腔断面であったり、短軸断面であったりさまざまです。ただし、筋性部のVSDの場合、欠損が小さいとベンチュリー効果で血流を過大評価したり、さらに小さくなるとシャントが収縮途中でなくなり、過小評価したりするので注意が必要です。

ギモン解決のためのテクニック

コントラストエコー

　左室右房交通症は、左室や右室の容量負荷があったならば、手術適応の判断のためカテーテルを施行したほうがよいでしょう。このときカテーテルで左室からコントラストエコーをするとはっきりと診断できます。左室、右房、右室の順にコントラストが入っていきます。

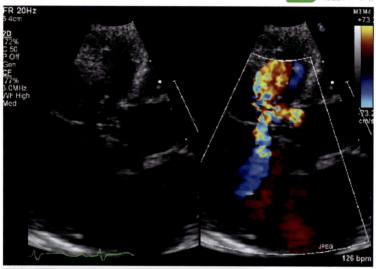

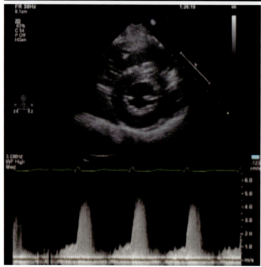

左室短軸断面
LV-RA communicationの通過血流 V＝4.5m/s

図39-2 LV-RA communication

引用・参考文献
1) Rimenschneider, TA. Heart Disease in Infants, Children and Adolescents. 2nd ed., Williams and Wilkins, Baltimore, 1977, 154-8.

（瀧聞浄宏）

ギモン 40

ドプラ法を用いた Qp/Qs 計測のピットフォールや、正確に計測する方法を教えてください。また、計測した値が妥当かどうか評価する方法はあるのでしょうか？

ギモンレベル ■■■

　Qp/Qs を心エコーで計測する方法は、疾患によって異なります。ASD や VSD の場合には、右室流出路のパルスドプラ波形の velocity time integral（VTI）と肺動脈弁輪径（PVD）から、（1/2PVD）×（1/2PVD）×3.14×VTI の式で1心拍あたりの肺血流を算出し、左室流出路の VTI と大動脈弁輪径（AVD）から、（1/2AVD）×（1/2AVD）×3.14×VTI で同様に1心拍あたりの体血流を算出して、Qp/Qs を出します（図40）。つまり、弁輪の半径は2乗で流量にきいてきますから測定には注意が必要です。また、ASD には時に PS を合併する場合があります。このときサンプルボリュームを肺動脈弁側にとってしまうと VTI が大きくなってしまい、肺血流を過大評価します。一方で、肺動脈弁直下型や両大血管型の肺動脈弁に近い VSD では、乱流が右室流出路にのってしまい、ドプラ法で正確な層流血流をとれず、VTI が不正確になります。また、左室流出路のサンプルボリュームの角度は浅くなってしまいがちで体血流を過小評価することになり、Qs が低くなることも多いです。このように総じて肺血流は過大評価に、体血流は過小評価になりやすく、Qp/Qs は過大評価の傾向があります。一方、PDA では、大動脈から肺動脈にシャント血流が流れるために、右室流出路に流れる血流は肺血流量を示さず、肺静脈から左房に還流し、左室流出路から出る血流が Qp となります。そして、全身に流れた血流が右房に還流し右室流出路からの血流が Qs となるので、左室流出路の血流量/右室流出路の血流量＝Qp/Qs となります。したがって、PDA と ASD、VSD が合併すると Qp/Qs はエコーでは推定できません。また、測定した Qp/Qs が正しいかどうかは、これまでは心臓カテーテル検査による測定で確認していましたが、現在では MRI による phase contrast 法で血流量を測定するのが golden standard と考えてよいでしょう。

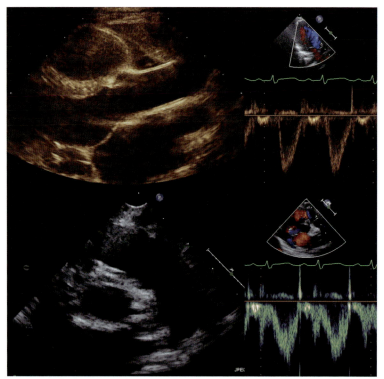

図40 大動脈弁輪&PW(上)・肺動脈弁輪&PW(下)

ギモンのもう一歩先へのアドバイス

Qp/Qs2以上では！

　左室流出路、右室流出路を用いたQp/Qsの測定は、慣れていないとASDやVSDでは過大評価となりがちです。したがって、ASDでは右室容量負荷があるかどうかを、右室の大きさや三尖弁輪径を見たり、VSDでは左房・左室の大きさや僧帽弁輪径を参考にしたりするとよいでしょう。例えば、ASDでQp/Qsが2以上ならば明らかに短軸断面での右室の前後径は左室内径と同等以上になります。VSDでQp/Qsが2以上となれば、左室拡張期内径のZ scoreは1～1.5以上になります。また、房室弁輪での血流（VTI）と弁輪径を用いたQp/Qsの算出も合わせて参考にしてもよいでしょう。

●Z scoreとは？

　Z scoreとは、（実測値－平均値）／標準偏差の計算式で表した標準化正規変数のことをいいます。計算式は以下となります。

$$Z\ score = \frac{x_i - \mu}{\sigma}$$

$x_i=$母集団を構成する要素iの値
$\mu=$母平均
$\sigma=$標準偏差

　平均値（正常値）を0、標準偏差を1としたときにどれだけ正常値から離れているかが判定できます。小児循環器の分野では、成長に伴う変化を考慮して体表面積に対する正常値との比較を行うためによく使用されます。例えば、Z scoeで2以上は、正常サイズの97.7％以上を、－2以下は2.3％以下を表すわけです。

（瀧聞浄宏）

ギモン 41

静脈洞型ASDや冠静脈洞型ASDを見落とさないコツを教えてください。

ギモンレベル ■■□

　静脈洞型ASD、冠静脈洞型ASDは右室容量負荷が明らかに存在するのに、通常、二次孔欠損型ASDが見える部位、卵円窩の部位にASDがないときにかならず疑わなければいけません。三尖弁逆流があるからといって安心してはいけないわけです。二次孔欠損型ASDは、四腔断面や大動脈レベル短軸断面で心房中隔に欠損孔が確認できます。その位置にASDがないときに静脈洞型ASD、冠静脈洞型ASD、部分肺静脈還流異常を検索します。では、どのようにそれぞれのASDを診断するかですが、静脈洞型ASDは、小児では心窩部から、成人では右側臥位にして右側傍胸骨矢状断面を描出します（図41-1・2・ WEB 動画41-1・2）。いわゆるbicaval view、上大静脈、心房中隔、下大静脈を同一断面に出すわけです。この断面で欠損が上大静脈に近

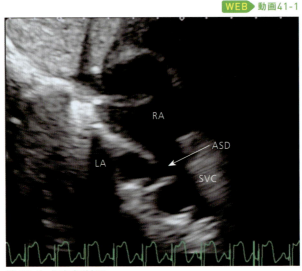

図41-1 心窩部断面

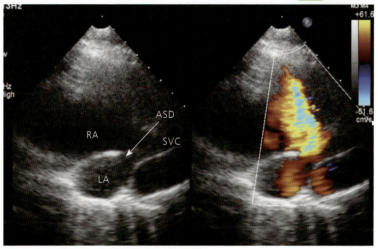

図41-2 右側臥位・右側傍胸骨矢状断面

いものが上部欠損型です。下大静脈に近いものが下部欠損型となります。正常の洞部中隔がこの断面でどのように見えるか知っていないと静脈洞型ASDの診断は難しいので、日頃から見慣れておく必要があるでしょう。上部欠損型には右肺静脈とくに右上肺静脈が上大静脈右房接合部の右房側に還流したり、上大静脈に還流したりする部分肺静脈還流異常の合併が多いですので、上下の右肺静脈の還流をよく確認しなければなりません。経胸壁心エコー図で確認が難しいことが多いので、経食道心エコー図、CT、MRIなどで肺静脈の還流位置を診断する必要があります。冠静脈洞型ASDは、冠静脈洞と左房との壁が欠損するいわゆる unroofed coronary sinus の部分型から完全欠損型を呈して、左房-欠損孔-冠静脈洞-右房の経路で左右短絡が生じます。経胸壁心エコー図では、四腔断面を尾側にtiltしたときに拡大した冠静脈洞と左房のあいだにカラードプラがのれば診断できます。冠静脈洞型ASDには左上大静脈遺残も合併することが多いのです。この場合、チアノーゼが出ることがあります。左上肢からコントラスト心エコーを施行すると左房がエンハンスされるので診断可能です。経胸壁心エコー図では診断が難しい場合も多いので、経食道心エコー図や

CTで左房と冠静脈洞の交通を見るとよいでしょう。

> **ギモン解決のテクニック**
>
> ### 静脈洞型ASDを見つけるには？
>
> 　静脈洞型ASDを検出するため、viewは小児では心窩部から、成人では右側臥位にして矢状断面を描出するわけですが、このviewだと右房と左房の関係は前後になりますので、上部型の心房中隔欠損は上大静脈の下後方にあります。まるで上大静脈が心房中隔に騎乗しているようにも見えます。逆に下部型は下大静脈から弧状に立ち上がる心房中隔がないように見えます。

（瀧聞浄宏）

ギモン 42

ファロー四徴症（TOF）術後に、肺動脈弁逆流（PR）がみられる症例を多く経験します。なぜファロー四徴症の術後には肺動脈弁逆流が生じるのですか？肺動脈弁逆流の重症度評価方法を教えてください。定量化する方法はありますか？

ギモンレベル ■■■

TOF術後のPRの原因

　TOF術後のPRの原因はその手術方法にあります。TOFの心内修復術では、心室中隔欠損のパッチ閉鎖と肺動脈狭窄解除の右室流出路形成を施行するわけですが、右室流出路形成には、自己弁輪を温存して弁下部や弁上部の狭窄を筋切除やパッチで拡大解除する方法、Transannular patch（TAP）といって弁輪を切開してそこに弁付きのパッチを置く方法（図42-1・2）、弁付きの人工血管を置くRastelli手術の3つがあります。歴史的には多くのTOFにTransannular patchを用いて手術が行われています。よって、弁の機能が失われているため中等症以上の肺動脈弁逆流が生じ、右室拡大による右心不全、運動能低下、心室頻拍の出現の原因になるとされています。右室拡大が進行した場合、肺動脈弁置換術（PVR）が必要となるため、TAP手術の行われている

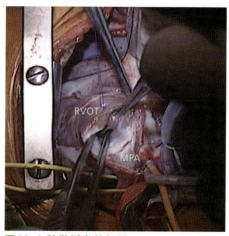

図42-1 肺動脈弁輪切開

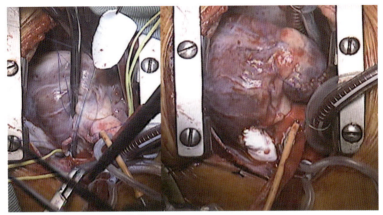

図42-2 一弁つきパッチ装着

TOFでのPRは注意してみる必要があるわけです。

PVRの適応と心エコー図検査

　PVRの適応は一般的に、中等度以上（25％以上）の逆流があり、運動耐容能の低下、心不全症状、不整脈による失神などの症状があるとき、無症状の場合では、MRIの測定で右室拡張末期容積が150〜170mL/m^2以上の拡大があり、右室や左室の収縮機能低下や体血圧の70％以上の有意な右室流出路狭窄、重症末梢性肺動脈狭窄、中等度三尖弁閉鎖不全があるときとされます。心エコー図検査によるPRの評価法は種々ありますが、その精度は必ずしも高くなく、定性的なものと考えてよいでしょう。主肺動脈から末梢肺動脈までを描出して逆流性血流のカラードプラがどこから観察されるかを見る方法では、肺動脈弁下のみの逆流ジェットを軽度、主肺動脈から逆流を認めるものを中等度、肺動脈分岐部遠位から逆流が観察されるものを重度とします。また、PRによる右室拡張期圧上昇が出てくれば、右室流出路の連続波ドプラ波形で、拡張期の逆流性血流の持続時間が短縮します。PRの持続時間の比が0.77以下、PRのpressure half time（PHT）が100msec以下だとPRの逆流率は25％以上（中等度以上）とされます。このようにPRの重症度評価の定量化は難しく、むしろ右室拡大の進行を評価する方法を習得するほうが重要です。右室の大きさを見る簡便な方法

では、右室を中心にとった四腔断面で右室の拡張期末期面積が20cm/m^2以上だとMRIの容積が170mL/m^2以上としたり、右室中部の横径が35mm以上あると拡大があるとしたりする方法もあります。3D心エコーによる評価の精度も上がってきているので、使用しても臨床的に役立つと思います。

> **ギモンのもう一歩先へのアドバイス**
>
> ### MRIの活用
>
> TOFのPRの逆流率、右室機能、右室拡大の定量的評価はやはりMRIで確かめるのがよいでしょう。心エコー図検査は、MRIより短い期間で経時的変化を追って、PRや右室拡大の進行の有無を確かめ、MRI検査の時期を決めてゆくなど補助的に使用するのがよいと思われます。

（瀧聞浄宏）

ギモン 43

心房細動例にみられる**もやもやエコー**の意義、重症度分類について教えてください。

ギモンレベル ■■■

もやもやエコーとは？

もやもやエコー（spontaneous echo contrast, smoke-like echo）は、心腔内を低流速で回旋する多数の微小エコー像です。血液のうっ滞による赤血球の凝集、連銭形成により生じます。もやもやエコーの存在は、血栓が形成されやすい状態であることを示しており、心腔内血栓や血栓塞栓症の独立した予測因子であるとされています。

もやもやエコーの重症度分類

統一されたものはありません。半定量的な分類を設定して、リスクの層別化や薬剤の効果判定に用いている報告はあります。もやもやエコーの観察される範囲や、濃さ、渦巻きの程度、などで3〜4段階に分類されています。一例として、以下のような分類があります[1]。重症度分類を用いるときは、その設定内容を各施設内で確認する必要があります。

Grade0：もやもやエコーが観察されない状態
Grade1 (mild)：わずかなもやもやエコーが左心耳内にみられる、もしくはまばらに左房内にみられる
Grade2 (mild to moderate)：Grade1と同じ分布であるが、やや濃くみられ、渦巻いている。心周期の一部で認められる
Grade3 (moderate)：左心耳内にはゆっくりと渦巻くもやもやエコーが観察されるが、左房内は左心耳内よりも薄い。全心周期を通して観察される
Grade4 (severe)：極めてゆっくりと渦巻く濃いもやもやエコーが左心耳、左房内ともに同等に観察される

ギモンのもう一歩先へのアドバイス

左室内のもやもやエコー

著明な低左心機能や心室瘤内では、左室内の血流速度が低下し、もやもやエコーが観察されることがあります（図43・WEB 動画43）。左房内と同様に血栓形成のリスクを反映します。とくに心尖部は心エコー図検査では見逃しやすい部位であり、もやもやエコーが観察された場合には、念入りに心尖部の血栓の有無を探しにいく必要があります。もやもやエコーに留意することで、血栓の見逃しを減らすことができます。

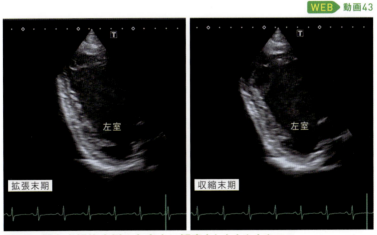

図43 低左心機能症例の左室内に観察されたもやもやエコー
多数の微小エコー像は、左室内をゆっくりと渦巻いている。この症例では心尖部に血栓形成を認めた。

引用・参考文献
1) Fatkin, D. et al. Relations between left atrial appendage blood flow velocity, spontaneous echocardiographic contrast and thromboembolic risk in vivo. J Am Coll Cardiol. 23(4), 1994, 961-9.

（小板橋俊美）

ギモン 44

左心耳形態の分類について教えてください。左心耳形態を評価する意義はありますか?

ギモンレベル ■■□

左心耳の形態分類

　左心耳形態の分類は、ガイドラインなどで統一されたものはありません。しかし、主にCT検査で、左心耳の分葉により形態分類がなされている報告がみられます。多く用いられている分類は、図44のような4形態で、Chicken Wing、Windsock、Cactus、Cauliflowerと呼ばれています。定義は論文により多少異なりますが、一例を挙げますと、下記のように説明されています。

Chicken Wing：左心耳の主体部分もしくは左心耳そのものが、入口

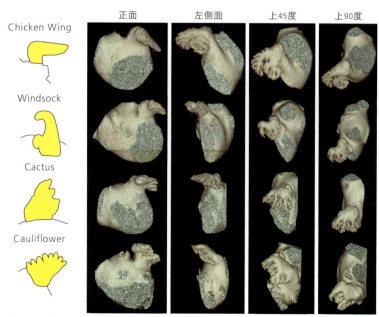

図44　左心耳形態の分類（島田恵先生ご提供）

部から離れた近位部もしくは中部で明らかに折れ曲がっている形態
Windsock：左心耳としてひとつの主体部分を有し、そこから第2もしくは第3の分葉部分が生じている形態
Cactus：左心耳の主体となる中心にある分葉から、上下に伸びている分葉がでている形態
Cauliflower：左心耳の主体部分を欠いており、内腔はいくつにも分葉し、複雑な内部構造を呈している形態。入口部も円形や卵型などバリエーションがある

左心耳形態を評価する意義は？

　左心耳の形態の違いにより、左心耳内の血流速度が異なったり、血栓塞栓イベントに差が出たりする報告がみられます。4形態で比較している場合と、Chicken WingかChicken Wing以外の形態かで解析している場合があります。Chicken Wingの左心耳形態を持つ症例は、Chicken Wing以外の左心耳形態の症例よりも、左心耳の血流速度が速く、血栓塞栓症イベントが少ないと報告されています[1, 2]。

ギモンのもう一歩先へのアドバイス

3D経食道心エコーでの左心耳形態評価

　近年では、3D経食道心エコーでもCT検査と同様な左心耳形態の分類が可能であると報告されています[3]。Chicken Wingか否かの鑑別は、ほぼ100％可能であり、同時に左心耳の血流速度やもやもやエコーの評価も可能であり、病態やリスク評価において3D経食道心エコー図検査のメリットは大きいとされています。

引用・参考文献
1) Di Biase, L. et al. Does the left atrial appendage morphology correlate with the risk of stroke in patients with atrial fibrillation? Results from a multicenter study. J Am Coll Cardiol. 60(6), 2012, 531-8.
2) Kishima, H. et al. Does Left Atrial Appendage Morphology Influence Left Atrial Appendage Flow Velocity? Circ J. 79(8), 2015, 1706-11.
3) Sommer, M. et al. Value of 3D TEE for LAA Morphology. JACC Cardiovasc Imaging. 8(9), 2015, 1107-10.

（小板橋俊美）

ギモン 45

点滴中の患者さんで右心系に輝度の高い粒状エコーがみられることがあります。このエコーはなぜ生じるのでしょうか？ このエコーは点滴している人すべてにみられるわけではありません。どういう場合にみられるのでしょうか？ 病的意義はあるのでしょうか？

右心系の粒状エコー

点滴中の患者さんで、複数の輝度の高い粒状エコーが一過性に右心系で観察されることがあります（図45-1・WEB 動画45-1）。点滴をしているすべての症例で認められるわけではなく、側管からの薬剤の投与時や点滴速度の変更時に出現することが多いように思います。恐らく三方活栓やルート内の微小な気泡が血流にのって、右心まで到達した結果だと推測します。ちょっとした体位の変化や腕の曲げ伸ばしでも、出現する可能性が考えられます。マイクロバブルのコントラストエコーと類似した現象と考えますので、病的意義はないと判断します。

WEB 動画45-1

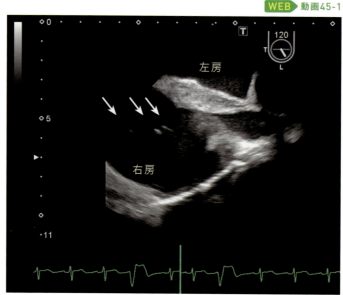

図45-1　経食道心エコー図検査
右房内に高輝度の複数の粒状エコーが観察される（矢印）。

ギモンのもう一歩先へのアドバイス

左心系の粒状エコー

　左心系でも類似した輝度の高い粒状エコーが多数観察されることがあります。多くは、機械弁による人工弁置換術後の症例で、キャビテーション（cavitation）によるものと考えられています。キャビテーションとは、液体の運動によって、液中が局部的に低圧となって、気泡を生じる現象であり、水中でポンプや船のプロペラをまわしたときにみられます。人工弁置換術後では、機械弁の開閉運動によって左室腔内に微小気泡が発生し、これを観察したものと考えられます（図45-2・動画45-2）。なお、病的意義はないとされています。

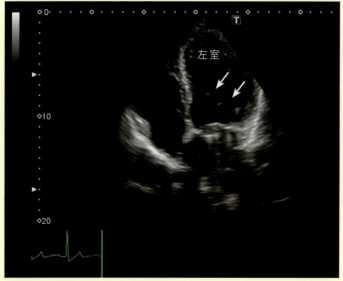

図45-2　経胸壁心エコー図検査
僧帽弁置換術後（機械弁）症例：左室内に高輝度の複数の粒状エコーが観察される（矢印）。

（小板橋俊美）

ギモン 46

奇異性塞栓症を疑う際のコントラストエコーについての質問です。注入部位は左上肢・右上肢・下肢どこからがいいのでしょうか？卵円孔開存と肺動静脈瘻との鑑別方法はどうするのでしょうか？また、きれいなコントラスト剤の作り方も教えてください。

ギモンレベル ■■□

コントラストエコーによる卵円孔開存の診断

　奇異性塞栓症を疑う際のコントラストエコーでは、卵円孔開存の存在を診断することを目的としています。コントラスト剤（撹拌生理食塩水）を静脈から注入しますが、ここで使用するコントラスト剤は、肺の毛細血管を通過しないため、左房にコントラスト剤が現れるということは、肺の毛細血管を通らない経路で右心系から左心系に血液が流れ込むということを意味します。静脈から右房に流入したコントラスト剤が、左房に流入すれば陽性ということになります。

　負荷をかけない状況では、ほぼ全心周期にわたり右房圧よりも左房圧のほうが高いため、卵円孔開存があっても右→左シャントはみられないか、みられたとしてもごくわずかです。そこでバルサルバ負荷をかける必要があります。右房にコントラストが充満した状態でバルサルバ負荷をかけ、その解除時に右房と左房の圧が瞬間的に逆転するため、コントラスト剤が左房に流入し、卵円孔開存と診断されます（ WEB 動画46）。

コントラスト剤の注入部位

　ご質問のコントラスト剤の注入部位ですが、卵円孔開存症例のエコー（図46-1・ WEB 動画46）を見ればわかるように、一次中隔と二次中隔の重なり方から、下大静脈からのコントラスト剤注入のほうが、卵円孔開存部分の狭い隙間へコントラスト剤が入っていきやすく、陽性率が高いといわれています。しかし、バルサルバ負荷をかけて診断する際には、右房にコントラスト剤が充満した時点で行うため、上肢からの注入でも陽性率は変わらないともいわれています。また、下肢からコントラスト剤を注入するといっても、末梢からではコントラス

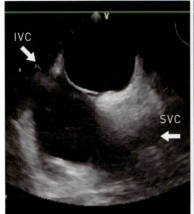
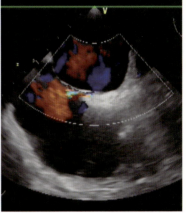

図46-1　卵円孔開存症例

ト剤が右房に充満しません。カテーテルを入れて右房近くの下大静脈からコントラスト剤を注入すればいいのでしょうが、エコー室で行う場合には実用的ではありません。ですから、上肢からのコントラスト剤注入が一般的であると考えられます。

　上肢からの注入で、右からがいいか左からがいいかということに関しては、卵円孔開存の診断という意味では、差がありません。しかし、左上大静脈遺残は人口の0.5％、先天性心疾患患者の3〜10％に合併しているといわれているため、左上大静脈遺残も同時に診断できるようにという観点から、禁忌（左乳がん術後や透析シャント例など）がなければ、なるべく左上肢からの注入を選択しています。手背静脈ではコントラストの流入が不十分になるため、可能なら肘静脈を使用します。

卵円孔開存と肺動静脈瘻との鑑別

　卵円孔開存と肺動静脈瘻は、コントラスト剤が左房に出現するタイミングにより鑑別します。卵円孔開存では心房レベルでコントラスト剤が左房に流入しますが、肺動静脈瘻ではいったん肺動脈末梢までコントラスト剤が流れてから瘻を介して肺静脈さらに左房に流入するので、時間がかかるのです。右房内にコントラスト剤を認めてから、左

房に現れるまでの時間が、3心拍以内なら卵円孔開存、4〜7心拍であれば肺動静脈瘻と診断します。

> **ギモン解決のテクニック**
>
> ### きれいなコントラスト剤の作り方
>
> コントラスト剤は生理食塩水に空気を入れて撹拌して作ります。生理食塩水を冷やしておくと、より空気が含まれやすく、きれいなコントラスト剤ができます。さらに、より質の高いマイクロバブルを作るためには、患者さんの血液を少量混ぜて使用します。静脈路より少量の血液を採取し、三方活栓を用いて少量の血液＋空気1mL＋生理食塩水8mLを十分に撹拌してコントラスト剤を作ります(図46-2)。
>
>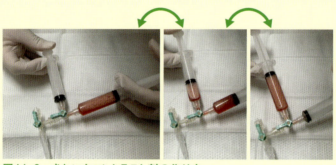
>
> 図46-2 きれいなコントラスト剤の作り方

（泉 知里）

ギモン 47

心房中隔瘤の定義と計測方法を教えてください。心房中隔瘤の症例は、脳梗塞の発症率が高いと聞きますが、なぜですか？

ギモンレベル ■■■

　心房中隔瘤（atrial septal aneurysm：ASA）の定義については、これまで統一されたものがありませんでしたが、2015年にアメリカ心エコー図学会よりEchocardiographic Assessment of Atrial Septal Defect and Patent Foramen Ovale（心房中隔欠損と卵円孔開存の心エコー図評価におけるガイドライン）が発表されました。そのなかで、心房中隔組織（典型的には卵円窩）の余剰と囊状変形が認められ、可動性があり、中隔面より右房もしくは左房側へ最大10mmを超えて突出するものあるいはその振幅が合わせて15mmを超えるものとされています（図47-1）[1]。

　図47-2にその計測例を示します。心周期で心房中隔が右房側・左房側に突出しているのが観察できます。Mモード法を用いるとこの偏位がわかりやすいこともあり（図47-3）、振幅を計測する際にも応用できます。

　ASAは経胸壁心エコー図検査では0.12〜0.52％に認められたとされますが、経食道心エコー図検査（TEE）を用いることでその診断感度は上がり、およそ3〜8％に認めるといわれます[2]（図47-4）。

　ASAと卵円孔開存（PFO）は合併する頻度が高く、また合併するPFOのサイズが大きいことが知られています。心房中隔のmultiple

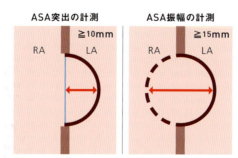

図47-1 ASA診断における測定部位（文献1より改変）

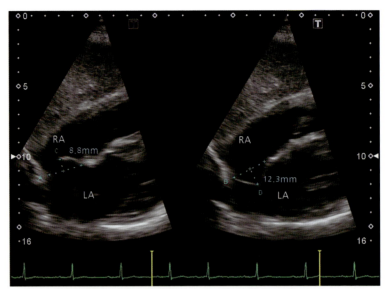

図47-2 心房中隔瘤症例の経胸壁心エコー図:心窩部アプローチ

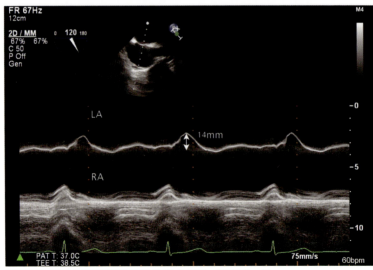

図47-3 心房中隔瘤症例の経食道心エコー図:Mモード

septal fenestrationが認められることも報告されており、cryptogenic strokeとの関連も示唆されていますので、経胸壁心エコー図でASAと診断したときには、PFOや短絡血流の存在の有無を念頭に置いて検

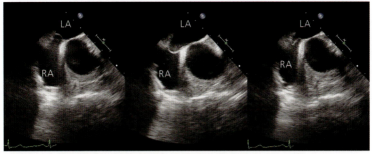

図47-4 心房中隔瘤＋卵円孔開存合併例の経食道心エコー図

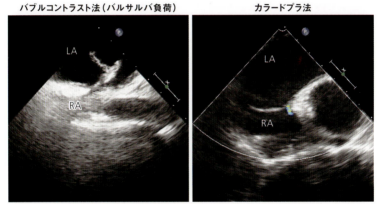

図47-5 心房中隔瘤＋卵円孔開存合併例のバブルコントラスト法とカラードプラ法

査を進める必要があります。

　右左短絡血流の確認は、（心房中隔が超音波ビーム方向と垂直になりやすい）心窩部アプローチや右側臥位アプローチも用いて心房中隔を描出し、カラードプラにて短絡血流の有無を確認するか、生理食塩水を少量の空気（および血液）で撹拌させたバブルコントラストを末梢静脈から投与して右房から左房にバブルが到達するのを観察する必要があります（十分なバルサルバ負荷をかけることが重要！）（図47-5）。

ASAと脳梗塞

　ASAが脳梗塞、とくに若年性のcryptogenic strokeに関連するメカニズムとしては、

①ASAがPFOに合併することから奇異性塞栓を生じること（下大静脈からPFOへの血液流入をASAの動きが助長するといわれているようです）、
②ASAでシャントを有さない症例については、瘤の左房側に血栓形成し、そこから全身の血栓塞栓症を引きおこすこと、
③ASAによって心房細動などの心房性不整脈が惹起されること、
などが考えられています。しかし、実際にはASA単独、あるいはASA＋PFO合併例についても、どの程度初発あるいは再発性脳梗塞と関連するか詳細ははっきりしておらず、ガイドラインでも脳梗塞の一次予防は推奨されず（心房細動やDVT/VTEの合併がなければ）、二次予防にも抗凝固薬ではなく抗血小板薬が推奨されています[3]。

動脈硬化性などほかの原因による脳梗塞にたまたま合併した"bystander"ではないか、注意して診療にあたることが必要です。

> **ギモン解決のテクニック**
>
> ### バブルコントラストエコーによるPFOの検出
>
> 経食道心エコーは鎮静下で行われることもあり、十分なバルサルバ負荷がかけられていないことも多いです。PFOの検出を行う際には十分なコントラストとバルサルバ負荷が必要であり、両方できていれば95%の診断感度、どちらか片方だけではその感度が7%にまで低下するという報告もあり[4]、場合によっては経胸壁心エコーでも腹部圧迫などを併用するなどして十分なバルサルバ負荷を行うことが必要です（心房中隔がしっかりと偏位することを確認）。

引用・参考文献
1) Silvestry, FE. et al. Guidelines for the Echocardiographic Assessment of Atrial Septal Defect and Patent Foramen Ovale: From the American Society of Echocardiography and Society for Cardiac Angiography and Interventions. J Am Soc Echocardiogr. 28, 2015, 910-58.
2) Agmon, Y. et al. Frequency of atrial septal aneurysms in patients with cerebral ischemic events. Circulation. 99, 1999, 1942-4.
3) Kernan, WN. et al. Guidelines for the prevention of stroke in patients with stroke and transient ischemic attack: a guideline for healthcare professionals from the American Heart Association/American Stroke Association. Stroke. 45, 2014, 2160-236.
4) Johansson, MC. et al. Pitfalls in diagnosing PFO: characteristics of false-negative contrast injections during transesophageal echocardiography in patients with patent foramen ovales. J Am Soc Echocardiogr. 23, 2010, 1136-42.

（麻植浩樹）

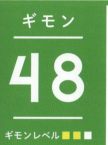

心房細動アブレーション後のフォローアップ目的の心エコー図検査で、観察すべきことはなんでしょうか？ 心房中隔にアブレーション時の心房中隔穿刺による血流シグナルがみられるのですが、この意義と自然閉鎖の可能性について教えてください。自然閉鎖するとすればどのくらい時間が必要でしょうか？

心房細動アブレーション後の心エコーフォローアップ

近年心房細動に対するカテーテルアブレーションが普及し、飛躍的な進歩を遂げており、その適応も拡大傾向にあります。しかし、心腔内でカテーテル操作を行い心筋を焼灼するカテーテルアブレーションは侵襲的な手技であるため、2～6％の割合で次のような合併症が生じるといわれています。まず、これらについて心エコー図検査などを用いてフォローすることが必要と思われます。

脳梗塞および血栓塞栓症：アブレーション中に左房に血栓が形成されたり、アブレーション後に左房スタンニングが遷延して血栓形成したりします。

心嚢液貯留・心タンポナーデ：比較的多く（1.2～1.4％）、致死的になりえます。遅発的に生じる心タンポナーデの存在や、死亡例も報告されており、注意が必要です。

肺静脈狭窄：拡大肺静脈隔離術が主流となってからはその頻度は大きく減少しています（0.3～0.6％）。

食道関連の合併症、横隔神経障害、心房頻拍 など

また、対象の基礎疾患、心房細動のタイプ、治療前のコントロール状況等によっても異なりますが、カテーテルアブレーションによる洞調律化が心機能改善効果や左室のリバースリモデリングをもたらすことが報告されています[1-3]。

心房細動による頻脈誘発性心筋症の可能性もあり、左室径や容積、左室駆出率、また弁膜症（僧帽弁閉鎖不全、三尖弁閉鎖不全など）に関しても心エコー図検査でフォローします[4]（図48-1）。

これらの心機能改善には数週間から数カ月を要するといわれていま

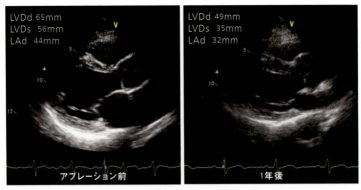
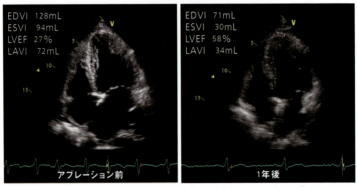

図48-1　洞調律維持による左室・左房のリバースリモデリング
左室容積、左房容積の縮小、左室駆出率の著明な改善を認める。

すが、なかには数カ月以上心機能障害が持続する症例もあり、経過中に再発・増悪を認めた例の報告もあるため注意が必要です。

また、洞調律化は左室収縮能のみならず左房のリバースリモデリングや左室拡張の改善ももたらすことが報告されており、左房径、左房容積、E/e'などの指標についてもみておきたいです（ギモンに隠れたピットフォールも参照）（図48-1）。

iatrogenic ASDとは？

心房細動に対するカテーテルアブレーション後の心エコー図検査において、左房-右房間のシャント血流を検出することがあります。上

記手技時に、経心房中隔穿刺（Brockenbrough法）によりカテーテルを左房まで進めるため、術後にその穿刺孔が残存することがあると考えられており、iASD（iatrogenic ASD）などと呼ばれます**（図48-2）**。経食道心エコー（TEE）を用いた観察では、慢性期にもシャント血流が残存する頻度は0〜30％と報告されています。

経時的なTEEを用いた観察では[5]、アブレーション翌日には95％で開存がみられたものが（平均3.5mm、63％が中等度以上のシャント血流）、3カ月後には50％で残存、6カ月後には79％が自然閉鎖し、約20％の症例に残存を認めたとのことです。いずれの報告も、臨床的な中期予後にはとくに問題はないとのことです。

このようにiASDは経心房中隔穿刺のあとに比較的高頻度にみられますが、多くは自然閉鎖し、臨床的には予後は悪くなく、とくにイベント発症とも関連しないとする報告が多いです。しかし、その頻度は報告によって異なり、その穿刺手技やカテーテル径によっても異なる

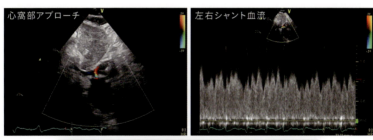

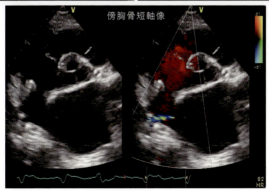

図48-2　iatrogenic ASD
カラードプラ法で左右短絡血流を認める。血流ジェットの場所や向きが通常PFOの際にみられるものとは異なる。

ようです。

　最近よく用いられているクライオアブレーションにおける検討はまだ多くはありませんが、使用シースは通常の高周波アブレーションに用いられるものよりも径が太く、Cleveland Clinicからのretrospectiveな報告では、クライオアブレーション群にiASDがより多く認められたとのことです[6]。また、不整脈源性右室心筋症で著明な右心負荷のある症例のアブレーション後に持続性の右左シャントが残存し、難治性の低酸素血症をきたしたため、デバイス治療を要した症例なども報告されています[7]。PFO同様のparadoxical emboliのリスクについても考えておく必要があるかもしれません。

ギモンに隠れたピットフォール

アブレーション後の左室拡張機能評価

　心房細動のアブレーション後には心房スタンニングが生じており、左房や左心耳の機能が一過性に低下しています。そのため、左室流入血流速波形を記録した際には、A波が減高し、一見偽正常化パターン（あるいは拘束型パターン）を呈し、左房圧が上昇しているようなパターンを示すことがあり、その解釈には注意が必要です[8]。

引用・参考文献

1) Hsu, LF. et al. Catheter ablation for atrial fibrillation in congestive heart failure. N Engl J Med. 351(23), 2004, 2373-83.
2) Khan, MN. et al.; PABA-CHF Investigators. Pulmonary-vein isolation for atrial fibrillation in patients with heart failure. N Engl J Med. 359(17), 2008, 1778-85.
3) Jones, DG. et al. A randomized trial to assess catheter ablation versus rate control in the management of persistent atrial fibrillation in heart failure. J Am Coll Cardiol. 61(18), 2013, 1894-903.
4) Gertz, ZM. et al. Evidence of atrial functional mitral regurgitation due to atrial fibrillation: reversal with arrhythmia control. J Am Coll Cardiol. 58(14), 2011, 1474-81.
5) Rillig, A. et al. Persistent iatrogenic atrial septal defect after a single-puncture, double-transseptal approach for pulmonary vein isolation using a remote robotic navigation system: results from a prospective study. Europace. 12(3), 2010, 331-6.
6) Cronin, EM. et al. Persistence of atrial septal defect after cryoballoon ablation of atrial fibrillation. J Am Coll Cardiol. 62(16), 2013, 1491-2.
7) Aznaouridis, K. et al. Emergency Percutaneous Closure of an Iatrogenic Atrial Septal Defect Causing Right-to-Left Shunt and Severe Refractory Hypoxemia After Pulmonary Vein Isolation. JACC Cardiovasc Interv. 8(11), 2015, e179-81.
8) Yamada, H. et al. The pseudorestrictive pattern of transmitral Doppler flow pattern after conversion of atrial fibrillation to sinus rhythm: is atrial or ventricular dysfunction to blame? J Am Soc Echocardiogr. 17(8), 2004, 813-8.

（麻植浩樹）

ギモン49

大動脈壁にみえるエコーを、==壁在血栓==なのか、==プラーク==なのか、鑑別することは可能ですか?

ギモンレベル ■■■

プラークの定義

　超音波検査では、「動脈壁から変曲点を有して突出した所見」をプラーク（plaque）と称しています。形態学的に動脈内に突出した「突出物・隆起・斑」を、その組織にかかわらず「プラーク」と呼んでいるのが現状です。一方、病理学上の「アテローム（atheroma）」は、脂質（コレステロールや中性脂肪）、カルシウムやさまざまな線維性結合組織を含んだ細胞（ほとんどマクロファージ）や細胞の残骸から構成された「動脈壁の蓄積物・固まり（斑）」のことです。心臓や動脈でのアテロームのことを、通常「粥腫（atheromatous plaque）」と呼んでいます。

　不安定粥腫では、粥腫内に新生血管が観察され、それからの出血を伴うことがあります。また、粥腫の表面に血栓が付着することもあります。つまり、アテロームと血栓の両者が混在しているプラークも珍しくありません。「アテローム」と「血栓」は、病理学的に鑑別しない限り、超音波検査で両者の厳密な鑑別をすることはできません。

壁在血栓

　拡大した「瘤」内にみられる壁在構造物は、周囲の状況や形態（層状）から「壁在血栓」と判定してよいと考えます。しかし、拡大していない動脈でみられるエコーの突出像を厳密に血栓かプラークかを鑑別することは困難です (図49-1)。

臨床経過による鑑別

　再検査時の変化を観察することで、アテロームと血栓を鑑別できることがあります。抗凝固療法により退縮・消失するようであれば血栓です。一方、アテロームは脂質低下療法で多少退縮することはあって

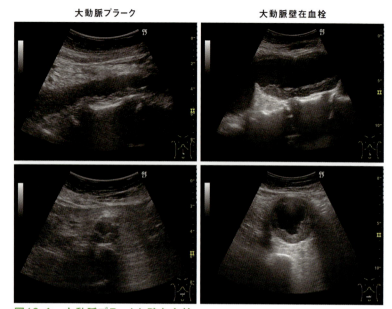

図49-1　大動脈プラークと壁在血栓

も、血栓のようにダイナミックに変化することはまれです。血栓であっても、アテロームであっても、時間経過とともに内部のエコー輝度が上昇することがあるので、エコー輝度による鑑別は難しいです。

報告書にはどう書く?

　報告書には、血管内異常構造物の部位と大きさ、可動性やエコー輝度、形態、表面性状などの情報を見えるがままに記載するのがよいと思います。そして、主観的判断で、「プラークと思われる」あるいは、「壁在血栓と思われる」と記載してください。

> **疑問のもう一歩先へのアドバイス**

偽腔閉塞型大動脈解離（図49-2）

　偽腔閉塞型大動脈解離とは、欧米で称されるintramural hematomaとほぼ同義であり、大動脈解離の一亜型として認識されています。もともと病理学的には「内膜破綻のない大動脈解離」という定義ですが、現在の画像診断で"内膜破綻のない解離"と"内膜破綻を有するが偽腔に血流がない解離"とを鑑別することは困難なため、臨床的には「偽腔閉塞型大動脈解離」と定義しています。日本循環器学会のガイドラインでも、"intramural hematoma"は使われていません。一方、欧米では、その病因を大動脈の栄養血管の破裂による大動脈壁内の血腫としてとらえ、壁内血腫（intramural hematoma）という命名となっています。

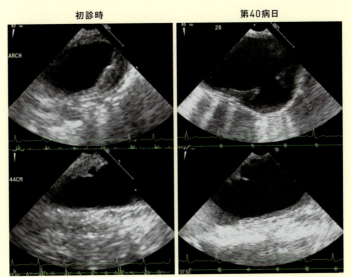

図49-2　偽腔閉塞型大動脈解離における経食道心エコー図の経過
初診時は診断が困難であった。第40病日では掘れこみが深くなり、血栓の可能性が高いと判断された。

（山田博胤）

ギモン 50

スクリーニング検査で、==大動脈プラーク==を見つけるにはどうすればいいですか？アプローチの方法を教えてください。

ギモンレベル ■■■

　高齢化社会のなかで、心臓カテーテル検査や冠動脈インターベンション、経カテーテル大動脈弁留置術など、カテーテルによる治療が高齢者にまで広く行われるようになり、その合併症としての、大動脈プラークによる塞栓症の発症率も高くなっています。術前に大動脈プラークの程度や分布を知ることができれば、カテーテル検査・治療の適応の見直しや、アプローチの選択に有用と考えられます。

　大動脈プラークを評価する方法として最も有用なのは、CT検査と経食道心エコー図検査です。しかし、これらを、カテーテルを行うすべての人にルーチン検査として行うことは到底できません。では、経胸壁心エコー図検査で大動脈プラークを見つけることは可能でしょうか？

　当然、経胸壁心エコー図検査で、大動脈のすべての部分を観察することはできません。ですから、経胸壁心エコー図検査でプラークがみられなかったから大丈夫、とはいえません。しかし、心エコー図のルーチン検査の最後に、スクリーニングとして大動脈の評価を行い、厚いプラークや可動性プラークが検出できれば、主治医に重要な情報を与えることができます。そのためには、経胸壁心エコー図検査で、どのようにアプローチすればどの部分が観察可能なのかを知っておかなければなりません。

　傍胸骨左縁アプローチで、大動脈弁直上から上行大動脈(図50-1左)、傍胸骨左縁アプローチおよび心尖アプローチで、左房後方にある胸部下行大動脈(図50-1中央・右)、胸骨上窩アプローチ(図50-2)で弓部大動脈、心窩部アプローチで腹部大動脈を観察できます。

　全体が観察できないことや、胸部下行大動脈ではプローブから遠く画像の解像度は低いことが偽陰性の原因となり、弓部の小さな可動性エコーとアーチファクトの鑑別が困難であることが、偽陽性の原因と

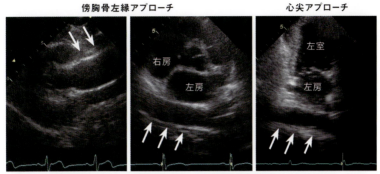

図50-1 経胸壁心エコー図検査による大動脈の観察

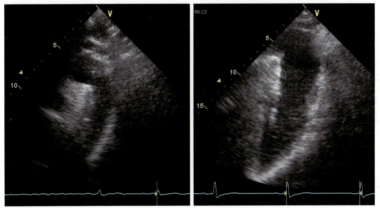

図50-2 経胸壁心エコー図検査による大動脈の観察：胸骨上窩アプローチ

なります。このように限界の多い検査ではありますが、ルーチン検査のついでに行うことができ、ハイリスクの患者さんを一人でも二人でもピックアップすることができれば、臨床での意義は高いと思われます。ピックアップできれば、さらに経食道心エコー図検査などを追加していくことになります。

図50-3・ WEB 動画50-1・2は冠動脈造影前のルーチン検査で、大動脈弓部遠位側に可動性プラークが認められ、経食道心エコー図検査を行った症例です。この症例では、冠動脈造影を中止し、冠動脈CTと負荷検査で評価を行いました。可動性プラークは弓部遠位側に付着することが多く、どうしてもカテーテルを行わなければならない症例の

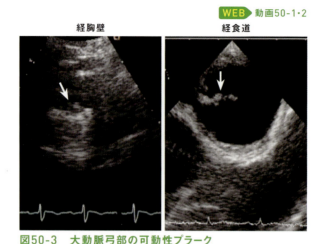

図50-3 大動脈弓部の可動性プラーク

場合、右上肢からのアプローチが最善と考えられます。ただし、たとえ右上肢からアプローチをしても、アテローマ塞栓症の可能性は通常より高いことは患者さんに説明しておく必要があります。

> **ギモン解決の テクニック**
>
> ### 経胸壁心エコーで大動脈弓部のきれいな画像を得るには？
>
> 　経胸壁心エコー図検査で大動脈弓部を描出する際は、患者さんを仰臥位にして、肩甲骨の下に枕を入れて首を後屈させます。その状態で胸骨上窩からアプローチすると、大動脈弓部から下行大動脈付近が描出されます。しかし実際には、胸骨上窩からの大動脈弓部描出は画像が不良であることがしばしばあります。その場合は、左側第一肋間からアプローチを試みます。上行大動脈から大動脈弓部にかけて良好に描出される症例を多く認め、ここからのアプローチも有用です。

（泉 知里）

COLUMN

書を捨てずに町へ出よう

　「書を捨てよ、町へ出よう」は寺山修司氏の評論・戯曲のタイトルですが、私は心エコーでは「書を捨てずに町へ出よう」を提唱したいと思っています。「書を捨てずに」というのは教科書や論文を読むことをおろそかにせずにという意味です。そして「町へ出よう」というのは巷で行われているいろいろな講習会、学会に積極的に参加して新しい知識を吸収しよう、ということです。このどちらが欠けても心エコーの進歩から取り残されることになります。少し自信がついてくると、忙しいという言い訳のもとにとかく日々の勉強をおろそかにしがちになります。そして、いつの間にか学問に裏付けされない自己流のエコーになってしまい、それが正しいと信じ込んでしまい、気がつけば間違った診断を下してしまう…そのようなことにもなりかねません。このようなことを避けるためには多少自分のエコーに自信がついてきても、やはり謙虚に文献や他のエキスパートから学ぶということを忘れないことです。どんどん論文を読みましょう。そして、どんどん学会や講習会にも参加しましょう。

　最後にもうひとつ。学会に参加するときはできれば能動的に。つまり、演題を発表する、質問をする、といったことも心掛けてください。そのためにはぜひ研究も行ってください。私には研究なんてできない、などと言われる方もおられるかもしれませんが、そんなことはありません。日常のほんのちょっとした疑問でもいいのです。まずは始めてみましょう。目標を立て、症例を集め、文献を検索し…そのつもりになって始めると、今まで以上に丁寧にエコーをとるようになりますし、また症例に対する見方がまるで違ってくると思います。

　さあ、本当のエキスパートになるために、「書を捨てずに町へ出よう」。

（中谷 敏）

教科書だけではわからない解決法、教えます
心エコー臨床のギモン厳選50
－エコー動画もWEBで見られる

2017年5月5日発行　第1版第1刷©

編　集　一般社団法人
　　　　日本心エコー図学会

発行者　長谷川 素美

発行所　株式会社メディカ出版
　　　　〒532-8588
　　　　大阪市淀川区宮原3-4-30
　　　　ニッセイ新大阪ビル16F
　　　　http://www.medica.co.jp/

編集担当　鈴木陽子
装　　幀　小口翔平＋岩永香穂（tobufune）
本文イラスト　K's Design
印刷・製本　株式会社廣済堂

本書の複製権・翻訳権・翻案権・上映権・譲渡権・公衆送信権
（送信可能化権を含む）は、（株）メディカ出版が保有します。

ISBN978-4-8404-6172-6　Printed and bound in Japan

当社出版物に関する各種お問い合わせ先（受付時間：平日9：00〜17：00）
●編集内容については、編集局 06-6398-5048
●ご注文・不良品（乱丁・落丁）については、お客様センター 0120-276-591
●付属のCD-ROM、DVD、ダウンロードの動作不具合などについては、
　デジタル助っ人サービス 0120-276-592